バランスのよい食事ガイド
なにをどれだけ食べたらいいの？ 第4版

女子栄養大学学長
監修／香川明夫

これを食べれば健康になれる、という食べ物はありません。
これを食べたら不健康になる、という食べ物もありません。
たいせつなのは、いろいろな食べ物をバランスよく食べること。
このバランスは、あるルールを覚えることで、
簡単に実行することができます。
そのルールとは……。

女子栄養大学出版部

はじめに

女子栄養大学学長
香川明夫

現代人は、食べ物を変えてしまった

よい食事は心も体も健康にしてくれます。心と体が健康になると頭や体の動きが活発になって、毎日が楽しくなります。

健康に生きるためには、**なにをどれだけ食べたらよいのかを知ることが肝心**です。そのために、なぜ空腹になるのかを考えてみましょう。

私たちは生き続けるために、たえずエネルギーを必要とします。エネルギーが不足すると、おなかがすきます。

さまざまな栄養素がある中で、人間がエネルギーとして使えるのはおもに炭水化物（糖質）と脂質です。これら**エネルギーが高いものは、とてもおいしく感じられます**。砂糖は甘く、脂肪はなめらかでこくがあります。人間は本能で、まずエネルギーの高いものから選びとるようにできているのです。

しかし、それ以外の栄養素、たとえば**ミネラルやビタミン類なども**、生きるうえで不可欠です。ところが人間は、これらの過不足を本能でとらえることができません。**意識してとらないと不足してしまう**のです。

もともと、人間が食べ物を自然界の動植物からとっていたころは、エネルギーを摂取するのと同時に、ミネラルやビタミン類、食物繊維、たんぱく質などのさまざまな栄養素も自然にとり入れることができました。ところが私たちは、砂糖や油、でんぷんなど、精製されたエネルギーだけの食品を作ってしまったのです。

一目でわかる四群点数法　毎日の食品はこのように組み合わせます。

♠第1群　乳・乳製品、卵

日本人に不足しがちな栄養素を含み、栄養バランスを完全にする食品群。毎日、欠かさずにとるようにする。

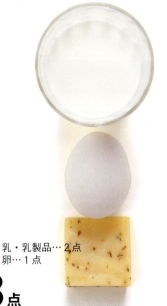

乳・乳製品…2点
卵…1点

3点

♥第2群　魚介、肉、豆・豆製品

肉や血を作る良質たんぱく質の食品群。体のたんぱく質はつねに作りかえられるので、毎日適量を食べたい。

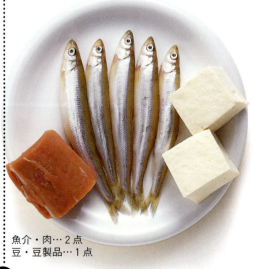

魚介・肉…2点
豆・豆製品…1点

3点

精製された食品は安くておいしく、すぐ満腹になります。しかし、こればかりでは栄養が偏ってしまいます。しかも、エネルギーはたくさんとっても調整することができません。**余分にとったエネルギーは脂肪になって蓄積**されて肥満となり、ひいては糖尿病や動脈硬化といった**生活習慣病を招きます**。こうして、ますます悪循環に陥りやすくなるのが、現代の食生活の問題点なのです。

まずは「3、3、3」を覚えましょう

では、バランスよく栄養をとるには「なにを、どれだけ」食べたらよいのでしょうか。

この本でご紹介する**「四群点数法」**は、食品を栄養素の特徴別に4つのグループ（食品群）に分け、それぞれの特徴に沿って、各グループの食品をどれくらい食べたらよいかという食事のルールをわかりやすく示しています。

むずかしい計算は不要です。**第1群から第3群までの各グループの食品を優先的に各3点ずつ、「3、3、3」という食べ方を実践してみてください。それだけで1日に必要なミネラルやビタミン類などの栄養素がほぼ確実にとれます。まずは「3、3、3」と覚えま**しょう。

それらを確保したうえで、エネルギー源となる第4群の食品を、性別や年齢をベースにしながら調整します。そうすれば**体重のコントロールも自在です**。

かつてこの方法を本学の栄養クリニックで3か月間実践した人たちは、25年以上経った今もたいへんよい健康状態で過ごしておられます。

それではこの本で「四群点数法」のルールをくわしく説明します。皆さんも、ぜひ実践してみてください。

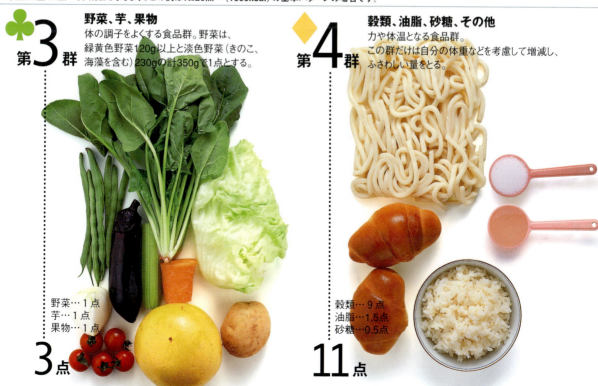

食品の量は1点＝80 kcalで示します。この例は1日20点＝（1600kcal）の基本パターンの場合です。

第3群　野菜、芋、果物
体の調子をよくする食品群。野菜は、緑黄色野菜120g以上と淡色野菜（きのこ、海藻を含む）230gの計350gで1点とする。

野菜…1点
芋…1点
果物…1点

3点

第4群　穀類、油脂、砂糖、その他
力や体温となる食品群。
この群だけは自分の体重などを考慮して増減し、ふさわしい量をとる。

穀類…9点
油脂…1.5点
砂糖…0.5点

11点

目次

はじめに ……………………………………………… 2

page 5 なにを食べたらいいの？

食品にはどんな特徴があるだろう？ ……………… 6
栄養素を大きく分けると5つになる ……………… 8
食品のグループを紹介します
　第1群　乳・乳製品、卵 ………………………… 10
　第2群　魚介、肉、豆・豆製品 ………………… 12
　第3群　野菜、芋、果物 ………………………… 14
　第4群　穀類、油脂、砂糖など ………………… 16
クイズ　これは第○群？ ………………………… 18

page 19 どれだけ食べたらいいの？

よく使う食品の1点あたりの重量 ……………… 20
第1群から第4群までを、
どう組み合わせたらいいの？ …………………… 28

パターン1 和風献立 ……………………………… 30
　パターン1をアレンジ
　食品をかえて脂質を減らす …………………… 36
パターン2 洋風献立 ……………………………… 38
パターン3 間食を加えて ………………………… 44
パターン4 多種類の食品を組み合わせて ……… 50
悪い献立を改善する ……………………………… 56

page 58 家族の献立を立ててみましょう。

どんな食品を、
どう組み合わせればいいの？ …………………… 60
お母さんの朝食、昼食、夕食 …………………… 62
お父さん、お姉さん、ぼくの献立 ……………… 66

食べ方のヒント …………………………………… 70
第1群にもっとくわしくなるページ …………… 74
第2群にもっとくわしくなるページ …………… 76
第3群にもっとくわしくなるページ …………… 78
第4群にもっとくわしくなるページ …………… 80
4つの食品群の栄養価 …………………………… 82
四群点数法Q&A ………………………………… 83
四群点数法で体重コントロール ………………… 86

なにを食べたらいいの？

「4つの食品のグループ」から まんべんなく

「○○を食べると健康になる」「これを食べればやせる」など、巷にはさまざまな情報があふれています。でも、**たとえどんなに優れた食品であっても、毎日そればかりを食べていては栄養の偏りにつながります。毎日の食事の中でたいせつなことは、**いろいろな食べ物をバランスよく食べることです。

では、どうしたらバランスよく食べることができるのでしょうか。

食品に含まれる栄養素には、それぞれ特徴があります。しかし、私たちがふだん食べている食品の種類は非常に多く、一つ一つについて栄養的な特徴を知るのはたいへんむずかしいことです。そこで、含まれる栄養素が似たもの同士の食品を4つのグループにまとめます。それぞれのグループから偏りなく食品を摂取することで、栄養素のバランスを簡単にととのえることができるのです。

食品にはどのような
栄養素が含まれるのか、
まずはおさらいしてみましょう。

食品には
どんな特徴が
あるだろう?

食品の特徴を、栄養素をキーワードに見てみましょう。

卵
ビタミンB₂や鉄など、日本人に不足しがちな栄養素をバランスよく含みます。

ホタテガイ
たんぱく質もうま味も多く含みます。

牛乳
骨を作るカルシウムが豊富。カルシウムは日本人の食生活で不足しやすいのです。

チーズ
乳製品のチーズもカルシウムが多い。保存がきくのも便利です。

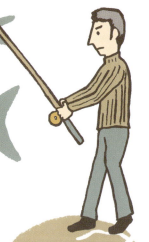

魚
日本人の食生活には欠かせないたんぱく質源。

にんじん
カロテンや食物繊維を多く含みます。カロテンは体の中でビタミンAとして働きます。

じゃが芋
ビタミンCが多く、調理による損失が少ないのが利点です。

キャベツ
ビタミンCや食物繊維の宝庫です。しゃきしゃきとした歯ごたえも心地よい。

きのこ
食物繊維が多く、低エネルギーなのが特徴です。

大豆
納豆や豆腐、がんもどきなど、大豆から作る食品は貴重なたんぱく質源。

油、バター
少量でもたくさんのエネルギーを持っています。

砂糖、菓子
疲れたときの甘いものは、元気(エネルギー)を与えてくれる食品です。

りんご
ビタミンCや食物繊維が豊富です。

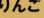

肉
たんぱく質や脂肪など、私たちの体を作る成分がいっぱい。

オレンジジュース
ごくごく飲むことが多いので、「嗜好品」です。

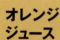

ビール
晩酌は食生活のお楽しみです。飲みすぎは害になりますが、適量のお酒は元気(エネルギー)の源に。

ごはん
日本人の主食。動いたり、体温を保ったりするなど、エネルギー源になる食品です。

パン
主食の1つ。炭水化物が多く、エネルギー源になる食品です。

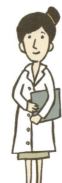

いくつかの栄養素の名称が出てきました
私たちのまわりにはじつにたくさんの食品があります。それらの食品は、たんぱく質、脂質、炭水化物、カルシウム、鉄、ビタミンAやビタミンCなど、いくつかの特徴ある栄養素を持っているようです。

「特徴ある栄養素」とはいったいなんでしょうか。次に見てみましょう。

たんぱく質、脂質、炭水化物など、
前ページであがった栄養素。
これらの栄養素を大きく分けると、
次の5つになります。

たんぱく質──筋肉や血、髪、つめを作る

筋肉や臓器、血液、骨、髪の毛、つめなど、
私たちの体を作る栄養素です。
エネルギー源としての役割もあります。
私たちは1日に60〜80gのたんぱく質を食べています。
植物性食品、動物性食品のどちらにも含まれます。
たんぱく質は20種類のアミノ酸からできています。
たんぱく質のさまざまな性質や働きは、
アミノ酸の種類や量、並び方などによって決まりますが、
アミノ酸の中には体内で作ることができないものも
あります（76ジー）。そのため、
食事からたんぱく質（さまざまなアミノ酸）を
充分に摂取する必要があります。

脂質──蓄積されるエネルギー源

植物性食品、動物性食品の
どちらにも含まれる栄養素です。
私たちは1日に40〜70gの
脂質を食品からとっています。
脂質は体内に入ると皮下や
内臓のまわりに「体脂肪」として蓄えられ、
必要に応じてエネルギーとなります。
また、細胞そのものを作る役割をも
担っています。
脂質はとりすぎると体脂肪を
増やす原因になります。
また、たんぱく質や、
あとに述べる炭水化物に比べて
1gあたりのエネルギーが高く、
効率がよいことも特徴です。

栄養素を大きく

炭水化物──植物の光合成で作るエネルギー源

炭水化物とは、太陽の光をあびて成長した植物が
光合成によって作り出したもので、
穀類（ごはんやパン、めんなど）に多く含まれます。
日本人は1日に200〜300gの炭水化物を食べています。
炭水化物には、消化吸収されるものとされないものとがあります。
穀類に含まれるでんぷんや、砂糖の成分である
蔗糖は消化吸収される炭水化物で、
体内に入るとすぐにエネルギーとして利用されます。
体内に吸収されるのが早くて即効性がある
（すぐにエネルギーとして使うことができる）のが利点です。
しかし、必要以上にとりすぎると
脂肪になって体内に蓄えられます。
一方、消化吸収されない炭水化物として、食物繊維があります。
食物繊維は、かつては「食べ物のかす」とされましたが、
近ごろはその機能が「生活習慣病を予防する」として
注目されています（15、79ジー）。

ミネラル——コツコツためることが重要

私たちの体の骨組みを作ったり、
体の働きを維持したりするのに重要な栄養素です。
カルシウム、リン、鉄、ナトリウム、カリウムなどがあります。
おもな働きは、骨や歯を作る成分になる、体内の水分にとけ込んで
浸透圧を一定に保つ、神経や筋肉の働きを調節する、
酵素成分になったりその作用を促したりする、などです。
ミネラルは食品にはごく微量にしか含まれず、
サプリメントなどで一度に大量にとると過剰症を引き起こします。
そのため、たとえば骨を作るカルシウムは、成長期から
毎日の食生活で少しずつ摂取することがたいせつで、
そうすると大人になったときに体に充分な量が蓄積されているのです。

分けると5つになる

ビタミン類——微量でも働きは大

食品に含まれるビタミン類は、ミネラルと同様に微量です。
つまり、私たちが1日に摂取するビタミン類は微量ですが、
体の働きを調節したり、スムーズにしたりする重要な役割を持ちます。
ビタミン類は、油脂にとけやすい
「脂溶性ビタミン」（ビタミンA、ビタミンD、ビタミンEなど）と、
水にとけやすい「水溶性ビタミン」（ビタミンB_1、ビタミンB_2、ビタミンCなど）とに分かれます。
脂溶性ビタミンは通常の食生活ではとりすぎることはありませんが、
サプリメントなどで大量に摂取すると頭痛や吐きけなどの過剰症を引き起こします。
また、水溶性ビタミンは一度にたくさん摂取しても体外に排泄されてしまうため、
毎日の食生活で摂取することが肝要です。

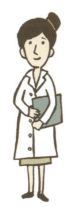

どの食品をどう組み合わせる？

　5つの栄養素をパーフェクトに含む食品は、自然界にはありません。そのため、私たちは「食事」という形で食品を組み合わせ、さまざまな栄養素を摂取しています。
　ここで重要なのは、「どの食品をどう組み合わせて食べたらいいか」ですが、一つ一つの食品について、栄養素を考えて組み合わせていたのではたいへんです。
　そこで「四群点数法」では、食品を栄養素の特徴から4つのグループに分け、1日にとりたい食品の目安量をグループごとに決めてあります。こうすることで、簡単にバランスよく栄養素を摂取することができます。

では、食品のグループ
（第1群から第4群まであります）
を次に紹介します。

♠第1群

乳・乳製品、卵
牛乳、加工乳、スキムミルク、
チーズ、ヨーグルトなど。
鶏卵、うずらの卵、ピータンなど
（タラコやスジコなどの魚卵は第2群）。

こんな栄養素がとれます

たんぱく質	○
脂質	○
炭水化物	
カルシウム	○
鉄	○
ビタミンA	○
ビタミンB1	○
ビタミンB2	○
ビタミンC	
食物繊維	

シンボルマークは
「**スペード**」

　スペードは貴族の剣。とぎすまされた鋭い剣は、中世ヨーロッパの騎士たちにとって戦う意志の象徴でした。そこには、生命を支える万能の力が備わっています。

　第1群には、生命の根源ともいえる食品を分類しました。乳・乳製品は人間を含む哺乳類の子どもの成長に必要なすべての栄養素を含み、卵はひなに育つ栄養そのものです。スペードのエースのようにオールマイティーな食品であり、生命をはぐくむ切り札です。

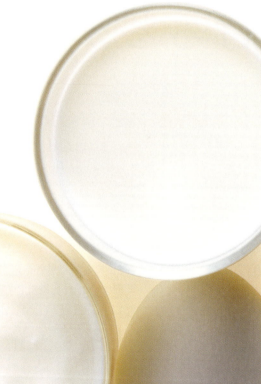

日本人に不足しやすい栄養素

乳・乳製品にはカルシウム、ビタミンB2が豊富に含まれます。また、たんぱく質、脂質、ビタミンA（15㌻）、ビタミンB1（17㌻）なども含みます。

卵はたんぱく質や脂質、鉄（13㌻）をはじめ、さまざまな栄養素を含みます。

カルシウムや鉄、ビタミンA、ビタミンB2などは日本人の食生活に不足しやすい栄養素で、それらをバランスよく含むのも第1群の長所です。

子どもも必要、大人も必要

第1群の食品に特に多く含まれるのは、カルシウムとビタミンB2です。

カルシウムは骨の成分です。成長期はもちろんカルシウムを必要としますが、骨がもろくなる中高年も充分に摂取する必要があります。乳・乳製品に含まれるカルシウムは体内に吸収されやすいという特徴もあります。

ビタミンB2は成長を促す作用を持ちます。体内で炭水化物や脂質をエネルギーに変える働きもあり、成長期の子どもやスポーツ選手、筋肉労働に従事している人はより多くのビタミンB2が必要となります。また、健康でみずみずしい肌を保つ作用もあります。

第1群についてさらにくわしく知りたい人は、74㌻をごらんください。

第2群

魚介、肉、豆・豆製品
魚、貝、魚卵、魚の加工品。
肉、レバーなどの内臓類、肉の加工品。
大豆やいんげん豆などの豆類、豆腐や納豆などの豆製品。

シンボルマークは
「ハート」

　ハートは僧侶の聖杯。聖杯に注ぎ込まれた真っ赤なワインは、熱く燃える血の象徴でした。そこには、たくましい生命の力がみなぎっています。
　第2群には活力のもとになる食品を分類しました。魚介や肉は動物性たんぱく質を、豆・豆製品は植物性たんぱく質を豊富に含みます。たんぱく質は筋肉や臓器などといった体を作るもとであり、生命活動を力強くおし進めます。

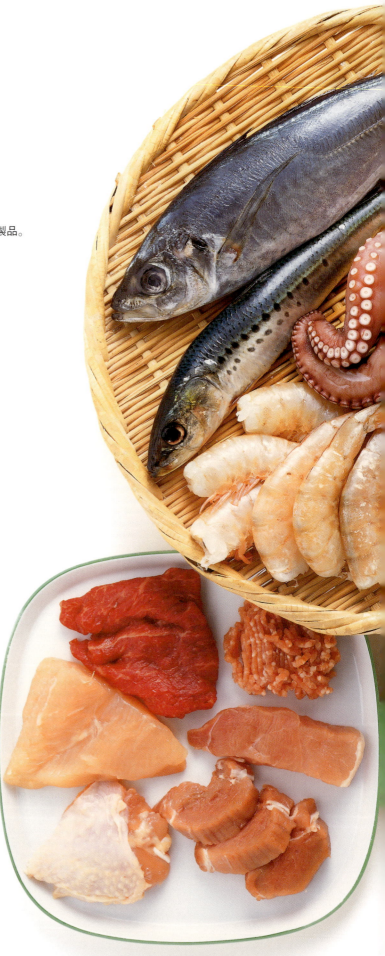

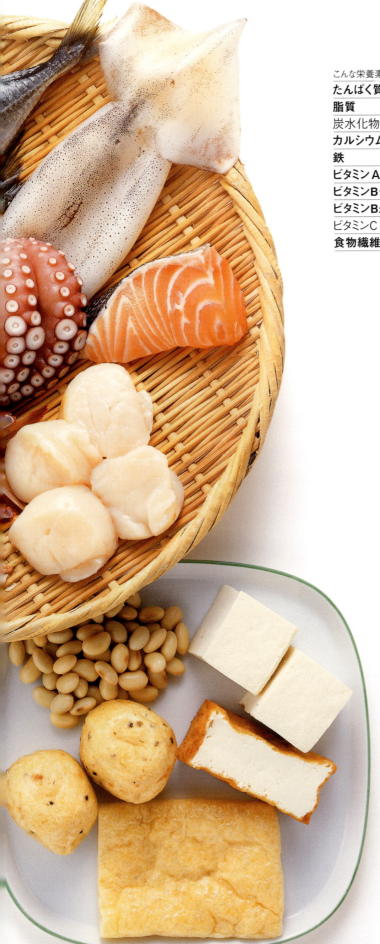

こんな栄養素がとれます	
たんぱく質	○
脂質	○
炭水化物	
カルシウム	○
鉄	○
ビタミンA	○
ビタミンB₁	○
ビタミンB₂	○
ビタミンC	
食物繊維	○

たんぱく質はつねに生まれ変わる

私たちの体の約15％はたんぱく質でできています。成長期の子どもの体を作るにはたんぱく質が不可欠です。また大人になっても、体のたんぱく質は古いものから新しいものにつねに置きかわるので、ハリのある若々しい体を保つうえでも重要です。

ビタミン類やミネラルも豊富

魚介や肉にはたんぱく質のほかに、脂質やビタミンB₁（17ページ）、ビタミンB₂（11ページ）、鉄が含まれます。豆・豆製品はビタミンB₁やカルシウム（11ページ）、鉄、食物繊維（15ページ）を含むとともに、低脂肪なのも利点です。

鉄は肺からとり込んだ酸素を全身の細胞に運ぶ役割を持ちます。鉄が不足すると貧血を起こすほか、疲れやすくなったり、忘れっぽくなったりします。

第2群の食品には、血液を作ったりその働きを維持したりする重要な役割もあります。皮膚の健康を保ち、肌あれや口内炎を防ぐ効果もあります。

第2群について
さらにくわしく知りたい人は、
76ページをごらんください。

♣

第3群

野菜（きのこ、海藻も含む）、芋、果物
緑黄色野菜（にんじん、かぼちゃ、ほうれん草、ブロッコリー、さやえんどう、トマトなど）、淡色野菜（きゅうり、白菜、キャベツ、レタス、もやし、大根など）、しいたけ、わかめ、ひじき、じゃが芋、さつま芋、りんごなど。

こんな栄養素がとれます

たんぱく質	
脂質	
炭水化物	
カルシウム	○
鉄	○
ビタミンA※	○
ビタミンB1	○
ビタミンB2	○
ビタミンC	○
食物繊維	○

※第3群ではカロテン（体内でビタミンAにかわる）

シンボルマークは
「**クラブ**」

　クラブは農民が手にする道具。古来、大地を耕す農具は、自然の豊かな恵みを受ける人々の願いと感謝の象徴でした。そこには、みずみずしい生命がたたえられています。

　第3群には体の働きをスムーズにする食品を分類しました。体の生理機能が滞ることがないように、太陽、水、大地が与えた食品ばかりです。

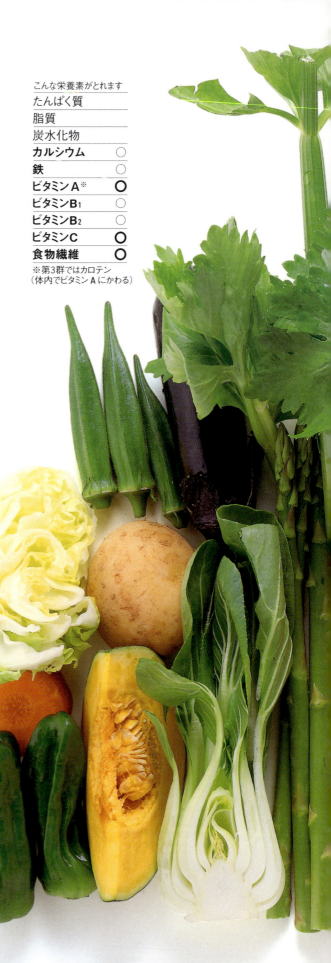

ビタミンCは第3群で

　第3群の食品は、いずれもビタミンCや食物繊維を豊富に含みます。きのこや海藻はミネラルやビタミン類、食物繊維を多く含むので、このグループです。

　ビタミンCは、コラーゲンという繊維状のたんぱく質を体内で作るときに必要な栄養素です。コラーゲンは骨や皮膚を形成し、体をじょうぶに保ちます。

　ビタミンCは第3群以外の食品からはほとんど摂取できないので、この群の食品が重要な供給源となります。また、運動や喫煙、けがなどで失われることが明らかなので、そのような状態の人は特にビタミンCを不足することなく摂取する必要があります。

野菜の色に秘密あり

　野菜は、カロテンという色素の含有量によって緑黄色野菜と淡色野菜とに分けます（79ページ）。カロテンは体内でビタミンAにかわります。ビタミンAは薄暗い所で視力を保ち、皮膚や粘膜をじょうぶにして感染症にかかりにくくするなどの働きを持ちます。

食物繊維の2つの利点

　第3群の食品は食物繊維を豊富に含みます。食物繊維には大腸内の有用菌（乳酸菌やビフィズス菌など）を増やし、腸の働きをととのえる作用があります。また、食物繊維は人の消化酵素で消化することができない、つまり、低エネルギーの成分なので、食物繊維が多い食事は「食事のかさは増えるがエネルギーは低い」という利点があります。

第3群について
さらにくわしく知りたい人は、
78ページをごらんください。

第4群

穀類、油脂、種実、砂糖、菓子、飲料、調味料
ごはん、もち、パン、めん。
植物油、バター、マーガリン、マヨネーズなど。
くるみやごまなど。
砂糖、はちみつ、ジャムなど。
和・洋菓子、アルコール飲料、みそなど。

こんな栄養素がとれます

たんぱく質	○
脂質	○
炭水化物	○
カルシウム	
鉄	○
ビタミンA	
ビタミンB$_1$	○
ビタミンB$_2$	
ビタミンC	
食物繊維	○

シンボルマークは
「ダイヤ」

　ダイヤは商人の貨幣。貨幣は今も昔も変わらず、才能ある勤勉な商人の莫大な富の象徴です。そこには、精力あふれる人間活動のすべてが凝縮されています。
　第4群には体温を保ったり体を動かしたりするなど、エネルギー源になる食品を分類しました。優先的にとりたい穀類、調理の幅を広げる油脂や砂糖や調味料、食生活のお楽しみの菓子やアルコール飲料などがあります。

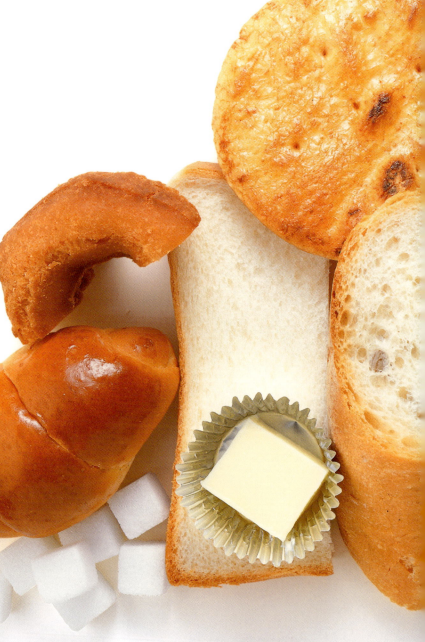

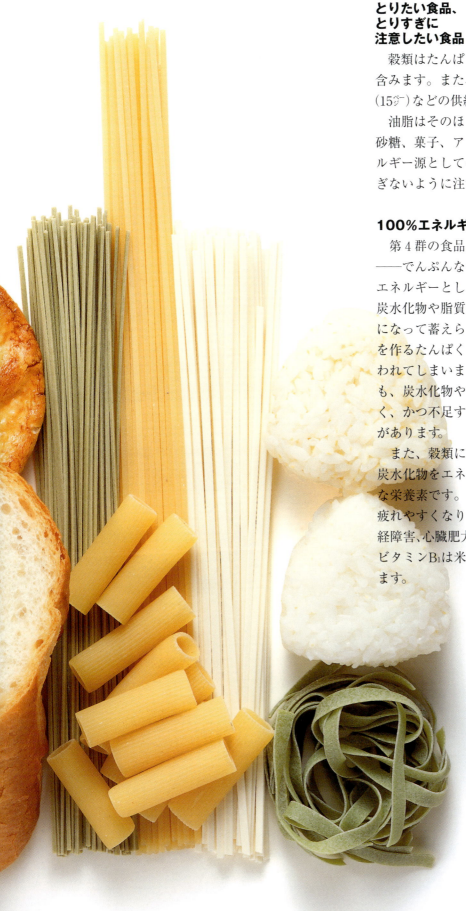

とりたい食品、とりすぎに注意したい食品

　穀類はたんぱく質や炭水化物を豊富に含みます。また、ビタミンB₁や食物繊維（15㌻）などの供給源になります。

　油脂はそのほとんどが脂質です。また、砂糖、菓子、アルコール飲料などもエネルギー源としての役割がおもで、とりすぎないように注意するべき食品です。

100％エネルギーになる

　第4群の食品に含まれるおもな栄養素──でんぷんなどの炭水化物や脂質は、エネルギーとして100％利用されます。炭水化物や脂質の摂取量が多いと体脂肪になって蓄えられますが、不足すると体を作るたんぱく質がエネルギーとして使われてしまいます。それらを防ぐためにも、炭水化物や脂質は過剰になることなく、かつ不足することなく摂取する必要があります。

　また、穀類に含まれるビタミンB₁は、炭水化物をエネルギーに変えるのに必要な栄養素です。ビタミンB₁が不足すると疲れやすくなり、重症になると脚気や神経障害、心臓肥大などの原因になります。ビタミンB₁は米の胚芽などに多く含まれます。

第4群について
さらにくわしく知りたい人は、
80㌻をごらんください。

4つの食品のグループを
覚えたところで、
ちょっとむずかしいクイズです。
これらは第何群でしょう？

クイズ これは第●群？

① こんにゃく
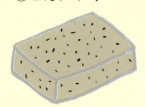

② つみれ
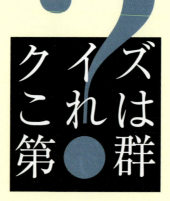

③ トマトジュース
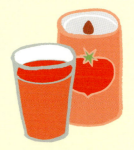

④ 生クリーム
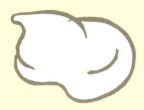

⑤ みそ
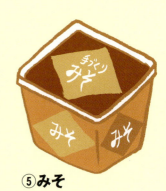

⑥ あずき　⑦ 市販のギョーザ　⑧ 枝豆
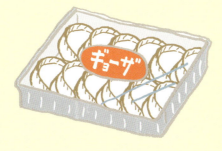
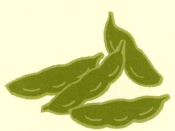

⑨ いちごジャム
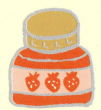

答え
① 第3群／低エネルギーで食物繊維を含むので、きのこや海藻と同様に第3群です。
② 第2群／イワシやアジなどの魚をすりつぶして作る水産練り製品です。
③ 第3群／野菜の加工品です。
　ちなみに、りんごやオレンジなどの果実飲料は第4群になります。
④ 第4群／乳製品ですが、脂質も多いので第4群。とりすぎには要注意です。
⑤ 第4群／大豆が原料ですが、塩分が多いので調味料です。
⑥ 第2群／ただし、甘いあんやゆであずき缶詰は第4群です。
⑦ 第4群／肉や野菜がどのくらい使ってあるかがわからないものは、
　「とりあえずエネルギーはとれる」と考えて、第4群です。
　ちなみに、外食などで材料がわかりにくいものも同様に考えます。
⑧ 第3群／大豆の未熟種子ですが、第3群の野菜に分類されます。
⑨ 第4群／果物の加工品ですが、糖分が多いので第4群です。

どれだけ食べたらいいの?

ここまでは、食品を栄養素の特徴別に第1群から第4群までの4つのグループに分けました。ここからは、「どれだけ食べたらいいか」を考えましょう。

1点＝80kcal

四群点数法では、各食品のエネルギーを80kcalを1点としています。80kcalを単位として考えるとエネルギー計算が簡単にでき、コントロールもしやすくなります。

80kcalを1点としたのは、1回に食べる食品のエネルギー量が80kcalに相当するものが比較的多く、覚えやすいからです。たとえば、卵なら1個(55g)、アジなら1尾(65g)、じゃが芋なら1個(110g)がそれぞれ1点です。また、ごはんは茶わんで軽く1杯(100g)が2点、食パンは6枚切り1枚(60g)が2点、と、きりのいい数値になります。

また、1日の必要なエネルギー量は2000kcalとか1600kcalとか4けたの数値ですが、これではエネルギー計算がたいへんです。これを1点＝80kcalに置きかえると、2000kcal＝25点、1600kcal＝20点と2けたの計算ですみます。

食品の1点あたりの重量を覚えると、実際に食べた重量から点数を割り出してエネルギー量がすぐに算出できるようになります。

食品の1点(80kcal)あたりの重量を、次に見てみましょう。

よく使う食品の 1点(80kcal) あたりの重量(g)

・1点あたりの食品の重量をもっと知りたい人は、『食品80キロカロリー成分表』『食品80キロカロリーガイドブック』（ともに女子栄養大学出版部）をごらんください。

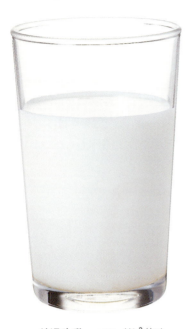

普通牛乳…120g（約3/5カップ）
一般によく飲む牛乳です。
カルシウムが手軽に補給できます。

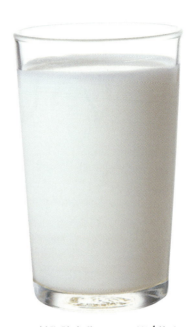

低脂肪牛乳…170g（約4/5カップ）
乳脂肪1.0%のものです。
牛乳の脂質が気になる人に。

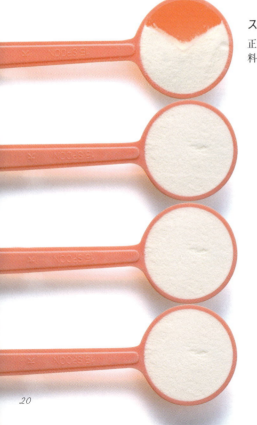

スキムミルク…22g（大さじ3 2/3）
正式名称は「脱脂粉乳」。
料理に使うのもよし。

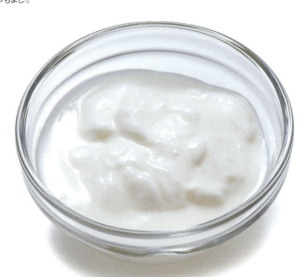

プレーンヨーグルト…130g
甘味を加えて脂肪を減らした
「加糖ヨーグルト」は、1点あたり120gです。

濃厚牛乳（乳脂肪4.2％）…110g
無糖練乳（エバミルク）…55g
加糖練乳（コンデンスミルク）…24g
カマンベールチーズ…26g
パルメザンチーズ…17g
チーズスプレッド…26g
ピータン…35g
卵豆腐…100g

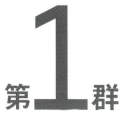

第1群

鶏卵（全卵）…55g
Lサイズ1個分の大きさです。

うずらの卵（水煮缶詰め）…45g
およそ5個分です。
生（全卵）も5個分です。

スライスチーズ…24g
プロセスチーズの一種です。
とろけるタイプのチーズもあります。

クリームチーズ…23g
生クリームと牛乳で作ったやわらかなチーズ。

ブルーチーズ…23g
青かびで熟成させた独特な香味が特徴。
お酒のおつまみにも最適。

カテージチーズ…75g
熟成させない"フレッシュなチーズ"。
低脂肪なのも利点です。

21

よく使う食品の
1点 (80kcal)
あたりの重量(g)

スルメイカ…95g
1ぱい150gのイカの場合、約3/5はいが1点です。

ミナミマグロ(赤身)…85g
別名「インドマグロ」。トロは約1/4の重量になります。

マアジ…65g
中くらいの大きさの1尾分が1点です。

シロサケ…60g
「あきさけ」「あきあじ」などの名称でも市販されています。

サワラ…45g
1切れ約80g。冬のサワラは脂がのって美味です。

マダイ(養殖)…45g
姿と同様に、味わいも優れた魚です。低脂肪なのもうれしい。

牛肩ロース肉(脂身つき)…25g
国産牛(乳用肥育牛※)の場合。
輸入牛は1点=35gです。
※ホルスタイン種の雄子牛を20か月程度まで肥育したもの。

牛もも肉(皮下脂肪なし)…45g
乳用肥育牛の場合。輸入牛は1点=55gです。

マガレイ…85g	アサリ…270g
キンメダイ…50g	アマエビ…90g
マサバ…30g	ホタテ貝柱…90g
マイワシ…45g	豚レバー…65g
サンマ…27g	牛タン…22g

第2群

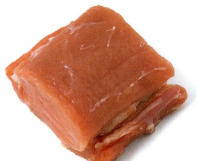

豚ヒレ肉…60g
豚肉の中で最もやわらかな赤身肉です。

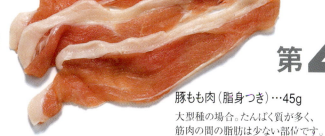

豚もも肉（脂身つき）…45g
大型種の場合。たんぱく質が多く、
筋肉の間の脂肪は少ない部位です。

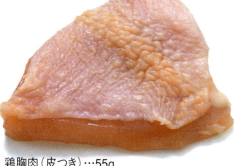

鶏胸肉（皮つき）…55g
若鶏の場合。鶏もも肉（皮つき）は1点40g。
皮なしにすると低脂肪です。

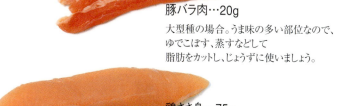

豚バラ肉…20g
大型種の場合。うま味の多い部位なので、
ゆでこぼす、蒸すなどして
脂肪をカットし、じょうずに使いましょう。

鶏ささ身…75g
若鶏の場合。小2本分。
牛肉や豚肉のヒレにあたる部位です。

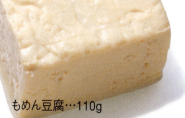

もめん豆腐…110g
1丁300gの豆腐の場合、約1/3の大きさです。

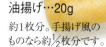

油揚げ…20g
約1枚分。手揚げ風の
ものなら約1/2枚分です。

おから…70g
きな粉…18g
凍り豆腐…15g

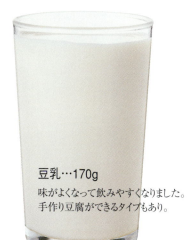

豆乳…170g
味がよくなって飲みやすくなりました。
手作り豆腐ができるタイプもあり。

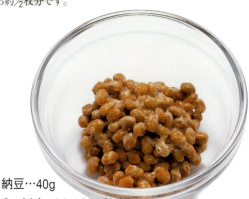

納豆…40g
そのまま食べられるたんぱく質源。
忙しいときの"助っ人"食品です。

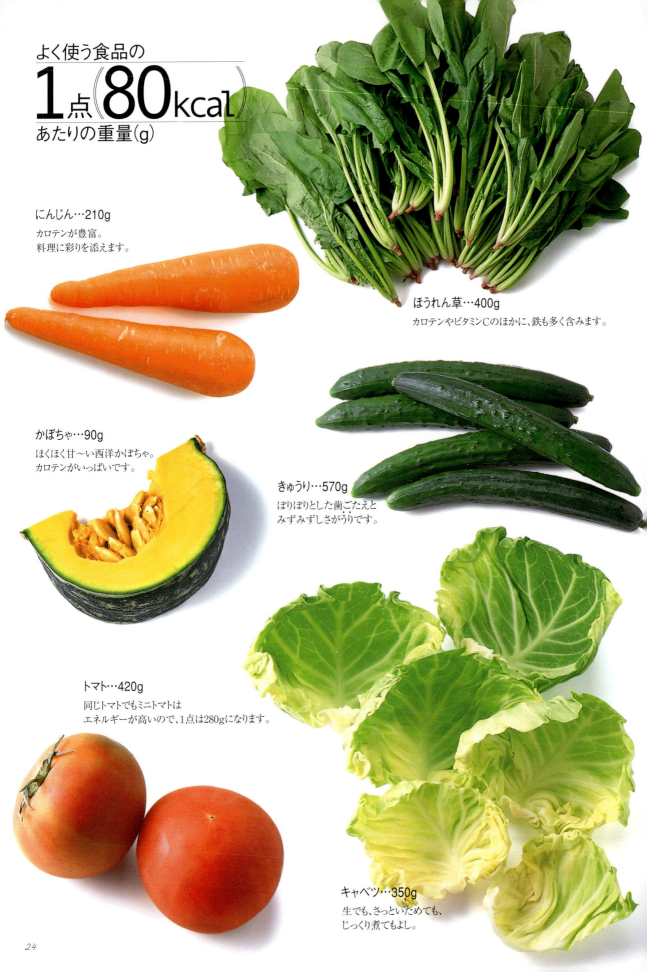

第3群

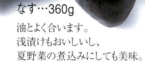

小松菜…570g
にら…380g
春菊…360g
レタス…670g
大根…440g
れんこん…120g
とうもろこし…85g
えのきたけ…360g
エリンギ…420g
わかめ（湯通し塩蔵・塩抜き）…730g
ひじき（乾）…55g
里芋…140g
いちご…240g
梨…190g
メロン…190g
パイナップル…160g
キウイフルーツ…150g

なす…360g
油とよく合います。
浅漬けもおいしいし、
夏野菜の煮込みにしても美味。

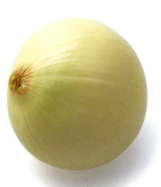

玉ねぎ…220g
生でつんとした辛味を楽しみ、
加熱してほのかな甘味を堪能。

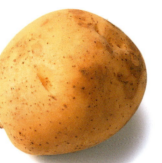

じゃが芋…110g
ポテトサラダ、肉じゃが、コロッケなど、
いろいろな料理に展開できます。

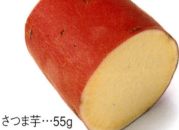

さつま芋…55g
皮つきの場合。
ふかし芋はおやつに最適です。

バナナ…95g
小1本が1点分。
食物繊維が多く、
食べごたえもあります。

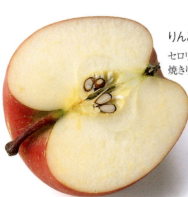

りんご…130g
セロリと合わせてサラダにしたり、
焼きりんごやアップルパイにしたり。
皮むきは140gになります。

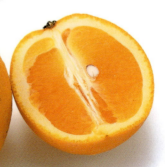

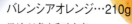

バレンシアオレンジ…210g
果汁が多く香味も高い。
ビタミンCが豊富です。

よく使う食品の
1点 80kcal
あたりの重量(g)

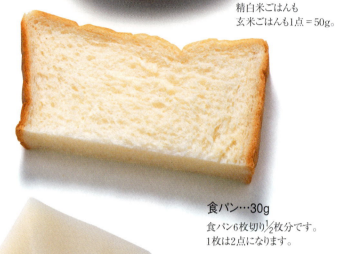

うどん（ゆで）…75g
干しそば…23g
ビーフン…21g
クロワッサン…18g

胚芽精米ごはん…50g
精白米ごはんも
玄米ごはんも1点＝50g。

穀類
優先的にとりたい食品

食パン…30g
食パン6枚切り1/2枚分です。
1枚は2点になります。

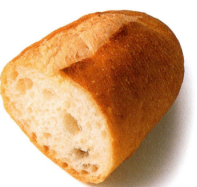

フランスパン…29g
じっくり、よく噛んで。

もち…35g
もち米の栄養素が
ぎゅっと詰まっています。

蒸し中華めん…40g
1玉は約150g。
1/3〜1/4玉が1点です。

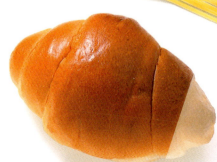

ロールパン…25g
ほんのり甘いロールパン。
1個は約30gです。

スパゲティ（乾）…21g
マカロニも、いろいろな形のパスタも、
1点は21gです。

油脂や砂糖、調味料
料理の幅を広げる食品

第4群

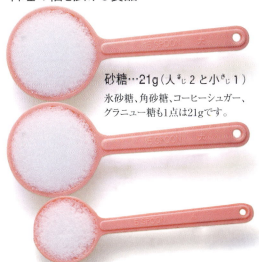

砂糖…21g（大さじ2と小さじ1）
氷砂糖、角砂糖、コーヒーシュガー、
グラニュー糖も1点は21gです。

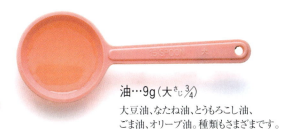

マヨネーズ（卵黄型）…12g（大さじ1）

バター…11g
菓子などに使う
食塩不使用のものは1点＝10g。

油…9g（大さじ3/4）
大豆油、なたね油、とうもろこし油、
ごま油、オリーブ油。種類もさまざまです。

菓子、嗜好（しこう）飲料など
日常のお楽しみ

カスタードプリン…65g
串団子（みたらし）…40g
ラクトアイス（普通脂肪）…35g
ドーナツ…21g
キャラメル…18g
ポテトチップス…14g

コーヒー飲料…210g
サイダー…200g
オレンジジュース…190g
ビール（淡色）…200g
ワイン（赤、白）…110g

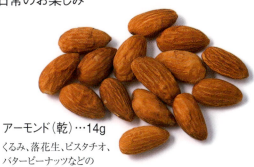

アーモンド（乾）…14g
くるみ、落花生、ピスタチオ、
バターピーナッツなどの
種実は、12〜14gが1点です。

せんべい…21g
「直径8cmのもの1枚」が1点です。
写真は直径4cmのミニサイズ。

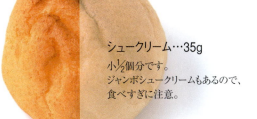

シュークリーム…35g
小1/2個分です。
ジャンボシュークリームもあるので、
食べすぎに注意。

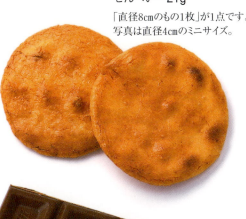

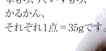

ミルクチョコレート…14g
みんな大好きチョコレート。
でも、これだけで1点です。

大福もち…35g
草もち、うぐいすもち、
かるかん、
それぞれ1点＝35gです。

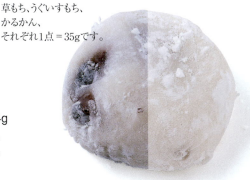

第1群から
第4群までを、
どう組み
合わせたら
いいの？

4つのグループに分けた食品を
どのように組み合わせて食べたらいいかを、
実際に見てみましょう。

1日にこれだけ食べよう

1日＝

♠1
第1群

牛乳コップ1杯と
ヨーグルトを
小鉢に1杯

乳・乳製品

卵1個

卵

2点

3点

1点

野菜は
1点＝350g

3、3、3、11の中で、第3群の野菜は
エネルギーが低いものが多く、
ある1種類の野菜で1点をとろうとすると
大量に食べなくてはいけません。
また、野菜は何種類かを少量ずつ
組み合わせて食べることが多いので、
便宜的に「350g＝1点」としています。
350gの内訳は、
「緑黄色野菜120g以上＋淡色野菜」です。
きのこと海藻は淡色野菜に含まれ、
摂取量は合わせて30〜40gを目指します。

野菜

緑黄色野菜
120g以上と
淡色野菜で計350g

3点

1点

1点

芋

1点

果物

じゃが芋1個

りんご約1/2個

♣3
第3群

20点 1600kcal

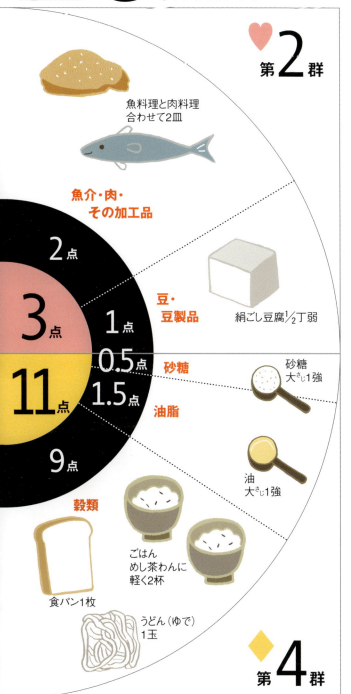

3、3、3 (サン、サン、サン) を優先的に

第1群から第3群までの各グループの食品を
優先的に各3点ずつ食べましょう。
第1群で3点、第2群で3点、第3群で3点です。
3、3、3（サン、サン、サン）が基本、と覚えましょう。
各群の点数配分と食品の目安量は、
左の図をごらんください。

1日 = 20点では おなかがすいてしまう……?

1日に必要なエネルギー量は、個人で異なります。
しかし、ほとんどの人で1日20点（1600kcal）は
最低限必要となるエネルギー量です。
それを、3、3、3、11の基本パターンで摂取すると、
たんぱく質、ミネラル、ビタミン類のほとんどが
必要量を満たすことができます。
ただ、成長期の人、体の大きな人、
運動量の多い人などは、3、3、3、11の
基本パターンを摂取したうえで、
各個人の必要量に合わせて
点数を増やすことができます。
くわしくは58〜69ページをごらんください。

パターン1 和風献立
1日20点の食品はこのくらい

第1群 3点 ＋ **第2群 3点** ＋ **第3群 3点**

牛乳1点、乳製品1点、卵1点です。

魚1点、肉1点、豆製品1点です。

普通牛乳…120g（1点）

ミナミマグロ赤身…85g（1点）

バレンシアオレンジ…105g（0.5点）

じゃが芋…110g（1点）
きゅうり…50g

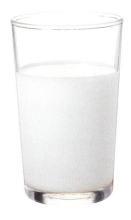
卵…55g（1点）

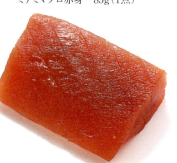
鶏胸肉・若鶏・皮つき…55g（1点）

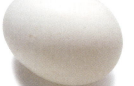
プレーンヨーグルト…130g（1点）

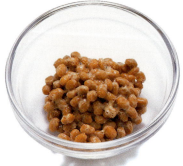
納豆…40g（1点）

さやいんげん…20g
大根…50g
わかめ…5g（もどして10g）
こんにゃく…30g
ひじき…5g（もどして25g）

野菜350g ＋ きのこ・海藻計55g
（350gを1点とする）、
芋（こんにゃくを含む）1点、果物1点です。

穀類9点、油脂1.5点、
砂糖0.5点です。

野菜の内訳
緑黄色野菜120g
淡色野菜230g

りんご…65g（0.5点）

キャベツ…60g

レタス…20g

ほうれん草…50g

ミニトマト…30g

セロリ…20g

玉ねぎ…30g

にんじん…20g

しめじ類…20g

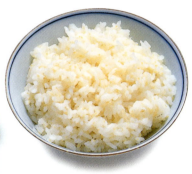

胚芽精米ごはん…150g（3点）

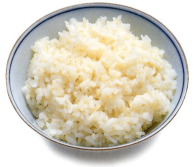

胚芽精米ごはん…150g（3点）

＋ 第4群 11点

胚芽精米ごはん…150g（3点）

＋

油脂（油、マヨネーズ、いり白ごま）
　…1.5点

砂糖・みりん…0.5点

この食品を使った
1日の献立を32〜35ページで
紹介します。

朝食 1食分5.6点(445kcal) 塩分2.2g
menu

納豆おろしかけ
おろし大根がほのかな甘味と辛味を添えます。

ほうれん草のごまあえ
すりたてのごまが香ばしい一品。
すりごまを使うと手軽。

玉ねぎとしめじのみそ汁
野菜ときのこ海藻で食物繊維もたっぷりです。

胚芽精米ごはん
しっかり噛んで眠けを吹き飛ばそう！

オレンジ
柑橘類の酸味が献立の味わいを引きしめます。

胚芽精米ごはんを
主食にした1日の献立です。
和風の献立は塩分が
高くなりがちです。
だしの風味を生かしたり、
香辛料をうまく使ったりして
ほどよい塩分に仕上げましょう。

パターン1 和風献立
1日分21.1点(1686kcal) 塩分7.4g ●作り方34～35ページ

昼食 1食分7.6点(611kcal) 塩分2.5g
menu

いり卵風
電子レンジで作る"簡単いり卵"です。

鶏肉の梅風味焼き
梅干しの香味が食欲をそそります。

ひじきのサラダ
ひじきをさっぱりとした一品に。香味も豊かです。

ミニトマト
料理に彩りを添える定番野菜です。

胚芽精米ごはん
ごはんは消化吸収がゆっくりで腹もちが
いいのも利点です。

牛乳
和風の献立にも牛乳を。

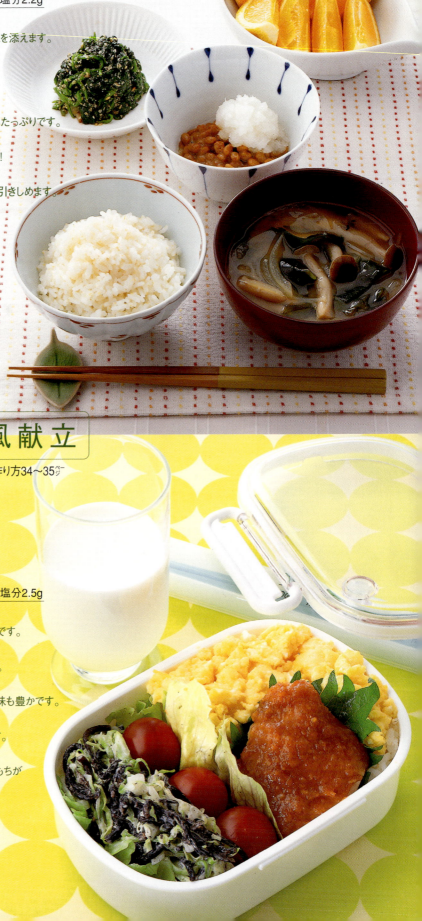

夕食 menu　1食分7.9点（630kcal）　塩分2.7g

刺し身
マグロの赤身は低エネルギー。たくさん食べられて満足度もアップ。

じゃが芋と野菜のいため煮
油のコクを加えて。高塩分になるのを防ぐ効果もあります。

きゅうりとセロリの酢の物
ぱりぱり、しゃきしゃきの歯ごたえも楽しい一品です。

胚芽精米ごはん
ビタミンB₁たっぷりで1日の疲れをほぐします。

フルーツヨーグルト
プレーンヨーグルトにりんごの甘味をプラス。

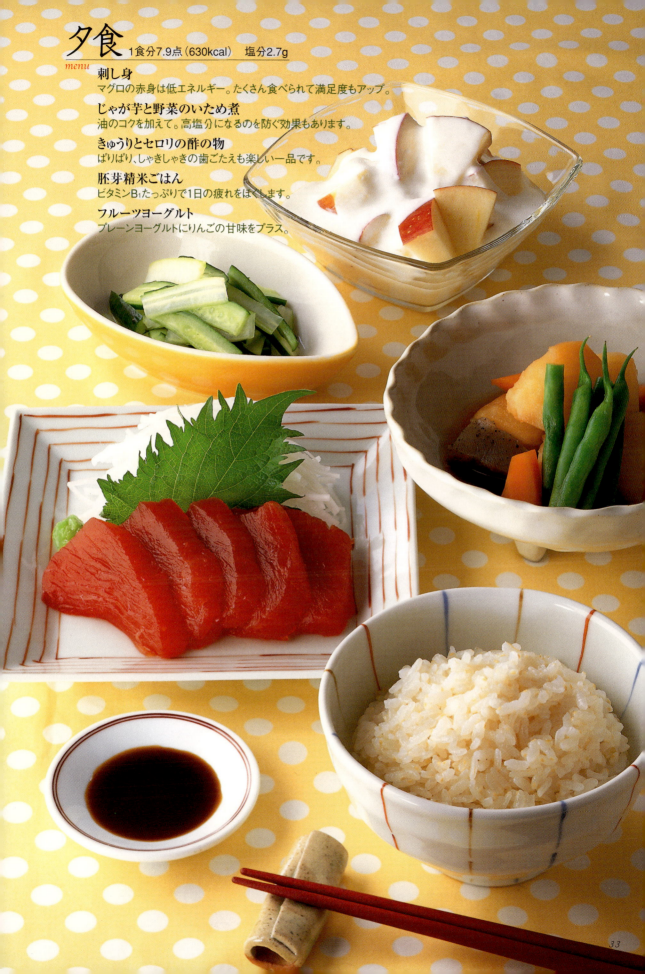

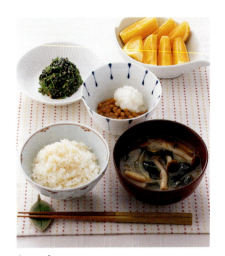
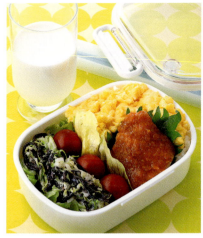

朝食

納豆おろしかけ
●材料／1人分
- 納豆 ········· 40g
- しょうゆ ········· 小さじ1/2
- 練りがらし ········· 少量

おろし大根（軽く汁けをきる）30g

1人分1.1点（89kcal）　塩分0.4g

❶納豆にしょうゆと練りがらしを加え混ぜる。
❷小鉢に盛り、おろし大根をこんもりと置く。

ほうれん草のごまあえ
●材料／1人分
- ほうれん草 ········· 50g
- いり白ごま ········· 小さじ1
- しょうゆ ········· 小さじ2/3

1人分0.4点（31kcal）　塩分0.6g

❶ほうれん草は沸騰湯でさっとゆでて水にとり、水けを絞って3cm長さに切る。
❷すり鉢にごまを入れてすり、しょうゆを加え混ぜてほうれん草をあえ混ぜる。

玉ねぎとしめじのみそ汁
●材料／1人分
- 玉ねぎ ········· 30g
- しめじ類 ········· 20g
- わかめ（塩蔵）········ もどして10g
- だし ········· 1カップ
- みそ ········· 小さじ1 1/2

1人分0.4点（33kcal）　塩分1.2g

❶玉ねぎは縦に薄く切る。しめじは石づきを除いてほぐす。わかめは水に浸して水けを絞り、食べやすい大きさに切る。
❷なべにだしを温め、玉ねぎとしめじを加えてひと煮立ちさせる。火を弱めてみそをとき入れ、わかめを加える。

胚芽精米ごはん（150g）
1人分3.1点（251kcal）　塩分0g

オレンジ
（1人分）
　バレンシアオレンジ1個は縦にくし形に切る（正味105g）。
1人分0.5点（41kcal）　塩分0g

昼食

いり卵風
●材料／1人分
- 卵 ········· 1個（55g）
- 砂糖 ········· 小さじ1/2
- 塩 ········· 少量

1人分1.1点（89kcal）　塩分0.4g

❶耐熱容器に卵を割りほぐし、砂糖と塩を加え混ぜて電子レンジ（500W）で30秒加熱する。
❷いったんとり出してかき混ぜ、再び電子レンジに30秒かけてかき混ぜる（または、電子レンジで10秒加熱してはかき混ぜる、を3回くり返すとなめらかに仕上がる）。

鶏肉の梅風味焼き
●材料／1人分
- 鶏胸肉（皮つき）········ 55g
- 梅干し（減塩）········ 1/2個（6g）
- みそ・みりん ········ 各小さじ1
- 青じそ ········ 1枚

1人分1.4点（108kcal）　塩分1.2g

❶鶏肉は皮側をフォークで数か所刺す。
❷梅干しは種を除いて包丁でたたき刻み、みそとみりんを加え混ぜて鶏肉の皮に塗る。
❸オーブントースターの天板にアルミ箔を敷き、②を置いて約5分焼く。
❹青じそを敷いて盛る。

●エネルギーを点数で表わす場合、表示けたに満たないものは四捨五入をします。また、1日の合計を基本に点数表記をするため、1日または1食の合計の数値と誤差が生ずることがあります。ご了承ください。

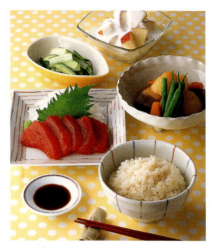

> パターン**1** 和風献立
> ＊「小さじ1＝5g」の塩を使用しました。

夕食

ひじきのサラダ
●材料／1人分
ひじき ……………………… 乾5g
｛ キャベツ ………………………… 60g
塩 ……………………………… 少量
マヨネーズ(卵黄型) ………… 小さじ2
レタス(一口大にちぎる) …… 20g

1人分1.0点(77kcal)　塩分0.8g

❶ひじきは水でもどし、熱湯をさっとかけて湯をきり、食べやすい長さに切る。
❷キャベツはせん切りにして塩をふり、しんなりとなったらもんで汁けを絞る。
❸ひじきとキャベツを合わせてマヨネーズであえる。レタスを敷いて盛る。

ミニトマト(30g)
1人分0.1点(6kcal)　塩分0g

胚芽精米ごはん(150g)
1人分3.1点(251kcal)　塩分0g

牛乳(120g)
1人分1.0点(80kcal)　塩分0.1g

刺し身
●材料／1人分
ミナミマグロ(赤身) ……… 85g
大根(せん切り) …………… 20g
青じそ …………………………1枚
練りわさび ………………… 少量
しょうゆ ………………… 小さじ1

1人分1.1点(90kcal)　塩分1.1g

マグロは食べやすい厚さに切る。皿に大根を敷いて青じそをのせ、マグロを盛って練りわさびを置き、しょうゆを添える。

じゃが芋と野菜のいため煮
●材料／1人分
じゃが芋 ……………… 1個(110g)
にんじん ……………………… 20g
さやいんげん ………………… 20g
こんにゃく …………………… 30g
油 ……………………………… 小さじ1
だし …………………………… 2/3カップ
砂糖・しょうゆ ………… 各小さじ1

1人分1.9点(150kcal)　塩分0.9g

❶じゃが芋は皮を除いて一口大に切り、水に浸して水けをきる。にんじんは乱切りにする。
❷さやいんげんは筋を除いて沸騰湯でゆで、水にとって水けをきり、長さを半分に切る。
❸こんにゃくはさっとゆでて湯をきり、スプーンで一口大にちぎる。
❹なべに油を熱してじゃが芋とにんじん、こんにゃくをいため、油が全体にまわったらだしを注ぎ入れ、煮立てる。
❺砂糖としょうゆを加え混ぜ、じゃが芋とにんじんがやわらかくなるまで煮る。
❻器に盛り、②を添える。

きゅうりとセロリの酢の物
●材料／1人分
｛ きゅうり ……………………… 50g
セロリ ………………………… 20g
塩 ……………………………… 少量
砂糖 …… 小さじ1/3　酢 …… 小さじ2

1人分0.2点(17kcal)　塩分0.5g

❶きゅうりとセロリはそれぞれ薄い短冊切りにして塩をふり、しんなりとなったらもんで軽く汁けを絞る。
❷砂糖と酢を混ぜ合わせ、①を浸してしばらくおく。

胚芽精米ごはん(150g)
1人分3.1点(251kcal)　塩分0g

フルーツヨーグルト
(1人分)

芯を除いたりんご(皮つき)65gは5mm厚さのいちょう切りにし、器に盛ってプレーンヨーグルト130gをかける。

1人分1.5点(122kcal)　塩分0.2g

> パターン1をアレンジ

食品をかえて脂質を減らす

食品の選び方しだいで脂質はぐんと減ります。
パターン1の和風献立をベースに、
食品の選択のコツを紹介します。

1日分 20.5点（1640kcal）　塩分 7.6g

脂質　アレンジ前 **37.6g** ▶▶▶ アレンジ後 **29.8g**

脂質を減らす5か条

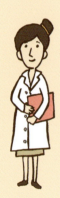

その1　脂質が少ない食品を使う。たとえば、魚ならば脂質が少ない種類を、肉ならば脂質が少ない部位や脂身を除いたものを使う
（AまたはBグループの食品を使う。くわしくは77ページ）。

その2　低脂肪の牛乳や油を減らしたドレッシングなど、脂質を減らした食品を選ぶ。

その3　ホイル焼きやいため煮、蒸し物、焼き物など、
ノンオイルまたは油を控えた料理のレパートリーを広げる。

その4　1食の献立で油を使った料理が重ならないようにする。
調理に使う油の使用量は1食あたり小さじ1を目安に。
かたまり（約200g）のバターは20等分（1切れ10gくらい）に切り分けておくと便利。

その5　食物繊維（コレステロールを体外に排泄する）が多い食品を食べる。

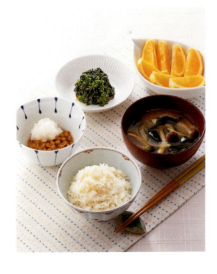

朝食　1食分 5.6点（445kcal）　塩分 2.2g

menu

納豆おろしかけ
1人分 1.1点（89kcal）　塩分 0.4g

ほうれん草のごまあえ
1人分 0.4点（31kcal）　塩分 0.6g

玉ねぎとしめじのみそ汁
1人分 0.4点（33kcal）　塩分 1.2g

胚芽精米ごはん
1人分 3.1点（251kcal）　塩分 0g

オレンジ
1人分 0.5点（41kcal）　塩分 0g

●作り方 34ページ

納豆を主菜にした和風の定番献立はアレンジ前のものも低脂肪なので、食品の変更はありません。

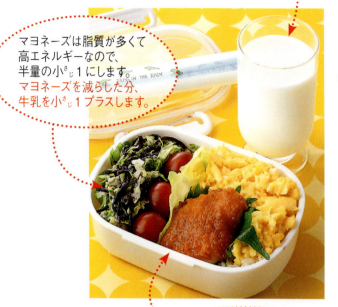

牛乳を低脂肪のものに。
1点あたりの重量も
120g → 170g に増えます。

マヨネーズは脂質が多くて
高エネルギーなので、
半量の小さじ1にします。
マヨネーズを減らした分、
牛乳を小さじ1プラスします。

鶏胸肉の皮には皮下脂肪が多いので、
皮なし55gにかえます。

昼食　1食分 7.2 点（573kcal）　塩分 2.7g

menu

いり卵風
1人分 1.1 点（89kcal）　塩分 0.4g

鶏肉の梅風味焼き
1人分 1.2 点（96kcal）　塩分 1.3g

ひじきのサラダ
1人分 0.7 点（53kcal）　塩分 0.7g

ミニトマト
1人分 0.1 点（6kcal）　塩分 0g

胚芽精米ごはん
1人分 3.1 点（251kcal）　塩分 0g

低脂肪牛乳
1人分 1.0 点（78kcal）　塩分 0.3g

●作り方 34 〜 35 ページ

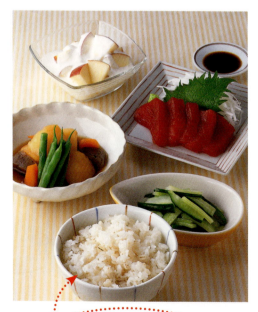

胚芽精米 62.1g に
押し麦 7.2g を加えて普通に炊き、
食物繊維を増やします。
食物繊維には脂質を吸着して
排泄する働きがあります。

夕食　1食分 7.8 点（622kcal）　塩分 2.7g

menu

刺し身
1人分 1.1 点（90kcal）　塩分 1.1g

じゃが芋と野菜のいため煮
1人分 1.9 点（149kcal）　塩分 0.9g

きゅうりとセロリの酢の物
1人分 0.2 点（17kcal）　塩分 0.5g

雑穀入りごはん
1人分 3.1 点（244kcal）　塩分 0g

フルーツヨーグルト
1人分 1.5 点（122kcal）　塩分 0.2g

●作り方 35 ページ

パターン2 洋風献立
1日20点の食品はこのくらい

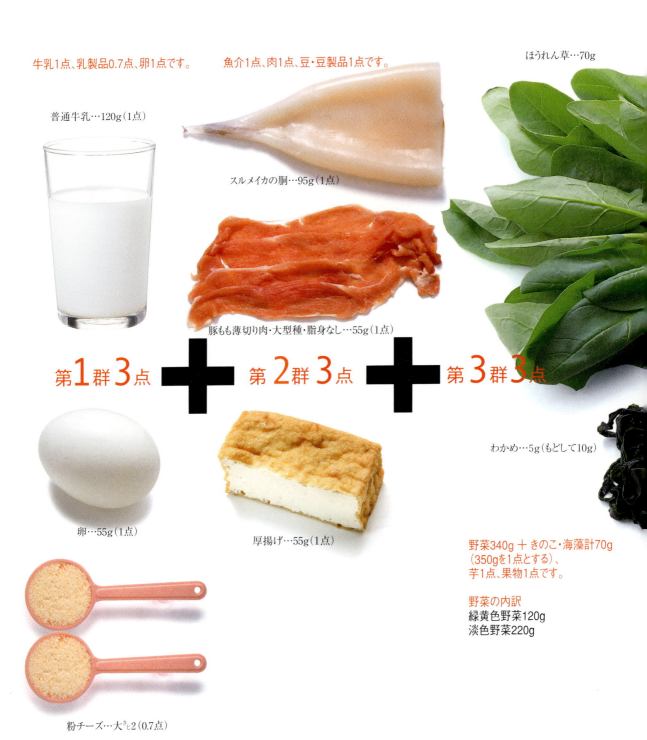

牛乳1点、乳製品0.7点、卵1点です。

普通牛乳…120g（1点）

魚介1点、肉1点、豆・豆製品1点です。

スルメイカの胴…95g（1点）

豚もも薄切り肉・大型種・脂身なし…55g（1点）

ほうれん草…70g

第1群3点 ＋ 第2群3点 ＋ 第3群3点

卵…55g（1点）

厚揚げ…55g（1点）

わかめ…5g（もどして10g）

野菜340g ＋ きのこ・海藻計70g（350gを1点とする）、芋1点、果物1点です。

野菜の内訳
緑黄色野菜120g
淡色野菜220g

粉チーズ…大さじ2（0.7点）

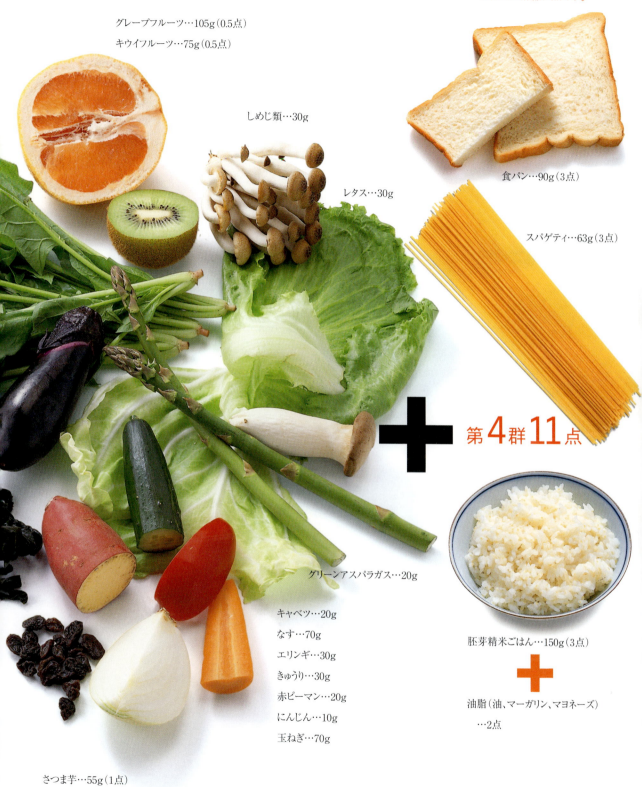

穀類9点、油脂2点です。

食パン…90g(3点)

スパゲティ…63g(3点)

グレープフルーツ…105g(0.5点)
キウイフルーツ…75g(0.5点)

しめじ類…30g

レタス…30g

第4群11点

胚芽精米ごはん…150g(3点)

油脂(油、マーガリン、マヨネーズ)…2点

グリーンアスパラガス…20g
キャベツ…20g
なす…70g
エリンギ…30g
きゅうり…30g
赤ピーマン…20g
にんじん…10g
玉ねぎ…70g

さつま芋…55g(1点)
レーズン…10g(0.4点)

この食品を使った1日の献立を40〜43ﾍﾟで紹介します。

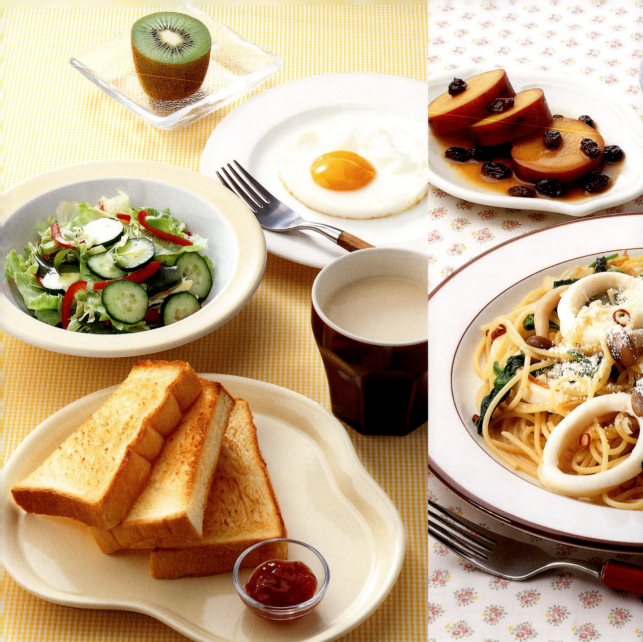

朝食
menu

1食分6.6点（531kcal）　塩分2.7g

目玉焼き
ぽんっと割ってさっと火を通して。卵は忙しい朝に便利な食品です。

グリーンサラダ
野菜のパワーいっぱい。わかめが味わいを深めます。

トースト　いちごジャム添え
こんがりと焼いたトーストに、いちごジャムを少しつけます。

ミルクティー
牛乳をたっぷり加えて。牛乳がそのままでは苦手な人にもおすすめ。

キウイフルーツ
キウイの甘味と酸味で体もすっきり目覚めます。

昼食
menu

1食分7.9点（630kcal）　塩分2.7g

イカとほうれん草のペペロンチーノ
具だくさんでおいしさも食べごたえも満点です。

さつま芋のシナモン煮
甘味のある副菜で献立に変化をつけます。食物繊維も豊富です。

グレープフルーツ
切り方しだいでグレープフルーツも食べやすくなります。

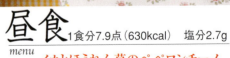

パターン**2** 洋風献立

1日分21.6点（1729kcal）　塩分7.5g　●作り方42〜43ページ

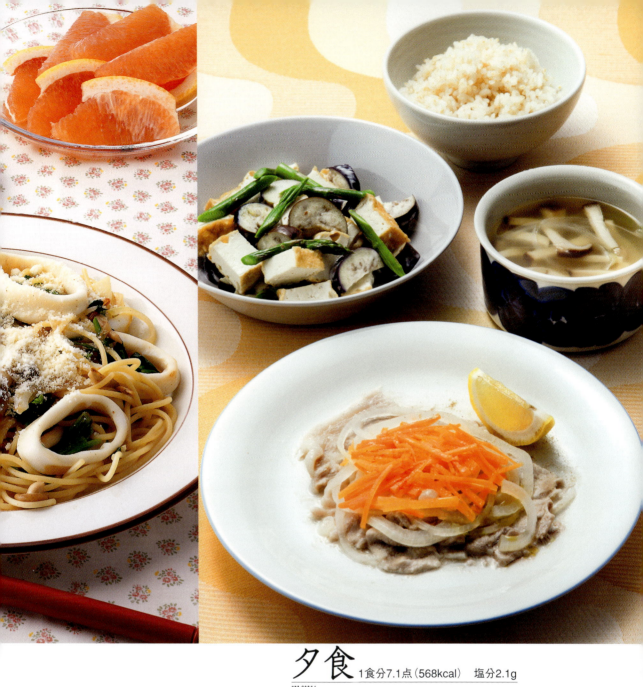

夕食 menu
1食分7.1点（568kcal）　塩分2.1g

豚肉のレンジ蒸し
電子レンジでさっぱりと蒸し煮に。レモンを搾っていただきます。

厚揚げとなすのホットサラダ
厚揚げを加えたボリュームサラダ。レモンマヨドレッシングが合います。

きのこのスープ
きのこのうま味とハーブの香りに、食が進みます。

胚芽精米ごはん
ごはんは、和洋中どの味わいのおかずとも仲よしです。

洋風のおかずを組み合わせた
1日の献立です。
油脂の使用量は、
毎食小さじ1前後を原則に。
エネルギーが高くなるのを
防ぐポイントです。

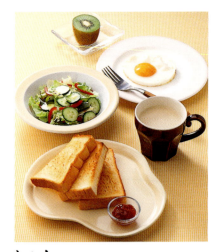
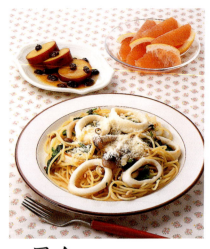

朝食

目玉焼き
（1人分）
　フライパンに油小さじ1/4を熱し、卵1個(55g)を割り入れて好みのかたさになるまで焼く。塩少量(0.5g)と白こしょう少量をふる。
1人分1.2点（92kcal）　塩分0.7g

グリーンサラダ
●材料／1人分
レタス・きゅうり…………各30g
キャベツ・赤ピーマン（へたと種を除く）……………各20g
わかめ（塩蔵）………もどして10g
｛酢………………………小さじ2
　塩…………………少量(0.7g)
　こしょう………………少量
　油………………………小さじ1
1人分0.8点（60kcal）　塩分0.8g

❶レタスは食べやすい大きさにちぎる。きゅうりは小口切りにし、キャベツはせん切りにする。赤ピーマンは縦に細く切る。
❷わかめは水に浸して水けを絞り、食べやすい大きさに切る。
❸調味料と油をよく混ぜ合わせ、野菜とわかめを合わせてあえる。

トースト　いちごジャム添え
（1人分）
　食パン6枚切り1 1/2枚(90g)は食べやすい大きさに切り、オーブントースターで色よく焼く。皿に盛り、低糖度のいちごジャム10gを添える。
1人分3.2点（258kcal）　塩分1.1g

ミルクティー
（1人分）
　温かい紅茶80gに温めた牛乳120gを加え混ぜる。
1人分1.0点（81kcal）　塩分0.1g

キウイフルーツ1/2個（75g）
1人分0.5点（40kcal）　塩分0g

昼食

イカとほうれん草のペペロンチーノ
●材料／1人分
スパゲティ………………乾63g
スルメイカの胴……………95g
ほうれん草…………………70g
玉ねぎ・しめじ類………各30g
にんにく……………………1かけ
赤とうがらし（小口切り）…小さじ1
油……小さじ1　白ワイン……大さじ1
塩………………小さじ1/3弱(1.5g)
こしょう……………………少量
粉チーズ…………………大さじ2
1人分5.7点（452kcal）　塩分2.7g

❶イカは皮を除いて輪切りにする。ほうれん草は沸騰湯でさっとゆでて水にとり、水けを絞って3cm長さに切る。
❷玉ねぎは縦に薄く切り、しめじは石づきを除いてほぐす。にんにくは薄く切る。
❸なべにたっぷりの湯を沸かし、スパゲティを袋の表示に従ってゆで、湯をきる。
❹フライパンに油を熱してにんにくととうがらしをいため、玉ねぎ、イカ、しめじ、ほうれん草の順に加えてはいため、スパゲティを加えていため合わせる。
❺ワインをふり入れてアルコールをとばし、塩とこしょうで味をととのえる。
❻皿に盛り、粉チーズをふる。

> パターン2 洋風献立
> *「小さじ1＝5g」の塩を使用しました。

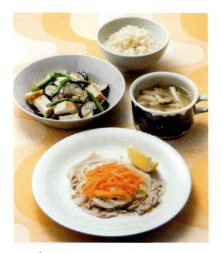

夕食

さつま芋のシナモン煮
●材料／1人分
さつま芋……………皮つき55g
レーズン………………………10g
a { 砂糖……………小さじ1
    マーガリン……小さじ1/2（2g）
    シナモン…………………少量 }

1人分1.7点（138kcal）　塩分0g

❶さつま芋は1cm厚さの輪切りにする。レーズンは湯にさっと通し、湯をきる。
❷なべに水1/4カップとさつま芋を入れて火にかけ、やわらかくなるまで煮る。
❸レーズンとaを入れ、少し煮つめる。

グレープフルーツ
（1人分）
　グレープフルーツ1/2個はくし形に切り、食べやすいように切り目を入れて皮を一部を除く（正味105g）。

1人分0.5点（40kcal）　塩分0g

豚肉のレンジ蒸し
●材料／1人分
{ 豚もも薄切り肉……………55g
  塩………………少量（0.5g）
  こしょう………………少量 }
玉ねぎ………………………20g
にんじん……………………10g
オリーブ油……………小さじ1
レモン（くし形切り）………1切れ

1人分1.8点（141kcal）　塩分0.6g

❶豚肉は一口大に切り、塩とこしょうをふる。玉ねぎは薄切りに、にんじんはせん切りにする。
❷耐熱皿に豚肉を並べて玉ねぎとにんじんをのせ、ラップをかけて電子レンジ（600W）で2〜3分加熱する。
❸オリーブ油をまわしかけ、レモンを搾って食べる。

厚揚げとなすのホットサラダ
●材料／1人分
厚揚げ………………………55g
なす…………………………70g
グリーンアスパラガス………20g
a { マヨネーズ………小さじ2
    レモンの搾り汁……小さじ1/2
    塩…………ひとつまみ（0.2g）
    こしょう…………………少量 }

1人分2.0点（157kcal）　塩分0.4g

❶厚揚げはさっと湯通しし、一口大に切る。
❷なすはへたを除き、縦半分に切って5mm厚さに切る。アスパラは斜めに4cm長さに切る。合わせて耐熱容器に入れ、ラップをかけて電子レンジ（600W）で2〜3分加熱する。
❸aを混ぜ合わせ、①②をあえる。

きのこのスープ
●材料／1人分
エリンギ……………………30g
玉ねぎ………………………20g
固形ブイヨン…………1/3個（2g）
オレガノ（乾）………………少量
塩………………ひとつまみ（0.2g）
こしょう……………………少量

1人分0.2点（19kcal）　塩分1.1g

❶エリンギは縦に細切りに、玉ねぎは薄切りにする。
❷なべに水3/4カップを入れて火にかけ、①、ブイヨンを加えて玉ねぎがしんなりとなるまで煮る。
❸オレガノをふり、塩とこしょうで味をととのえる。

胚芽精米ごはん（150g）
1人分3.1点（251kcal）　塩分0g

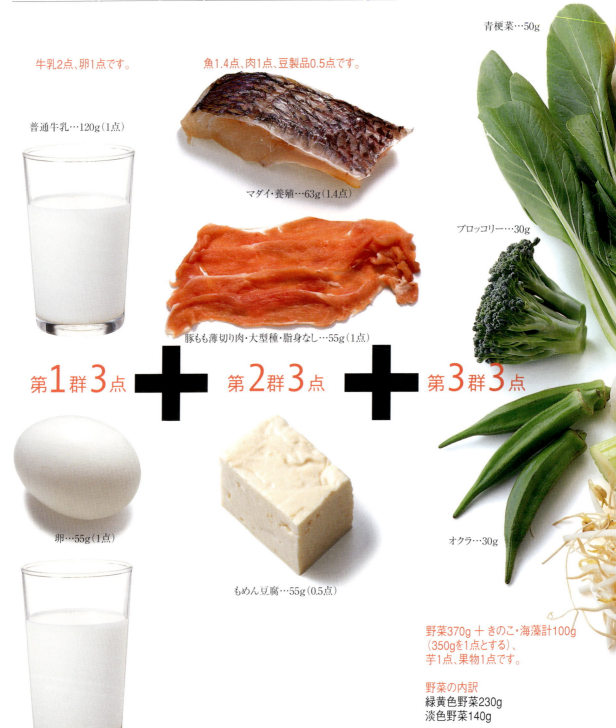

バレンシアオレンジ…105g（0.5点）
パイナップル…80g（0.5点）

じゃが芋…110g（1点）
生しいたけ…20g
にんじん…60g
しめじ類…30g

ミニトマト…50g

もずく…30g

ねぎ…40g
大根…50g
えのきたけ…20g
セロリ…20g
もやし…30g

間食　かぼちゃ…10g

穀類8点、油脂2点、砂糖1点です。

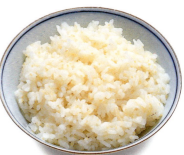

胚芽精米ごはん…150g（3点）

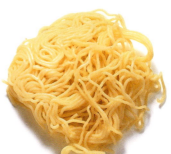

蒸し中華めん…80g（2点）

＋

第4群 11点

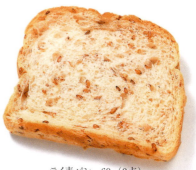

ライ麦パン…60g（2点）

間食　その他の穀類（白玉粉）…1点

＋

油脂（油、マーガリン、バター）…2点
砂糖（間食分含む）…1点

この食品を使った
1日の献立を46〜49ページで
紹介します。

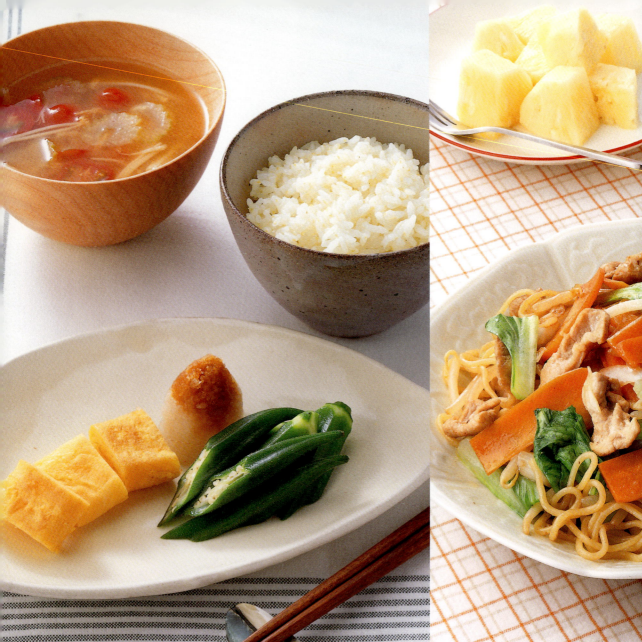

朝食 1食分5.3点（423kcal） 塩分2.2g
menu

卵焼き　おろし大根とオクラ添え
卵1個分の小さな卵焼きに、つけ合わせをたっぷり添えます。

ミニトマトとセロリのみそ汁
トマトの酸味とセロリの香味が味わい深いみそ汁です。

胚芽精米ごはん
ゆっくり噛んで、ごはんの甘味を堪能して。

昼食 1食分4.9点（394kcal） 塩分2.8g
menu

五目焼きそば
しゃきしゃき、こりこり。
野菜の歯ごたえも味のうちです。

もずくとしいたけの中国風スープ
もずくの風味ととろみを生かした一品です。

パイナップル
甘味が強いパイナップルで食事をしめくくります。

間食 1食分2.4点（195kcal） 塩分0.1g
menu

かぼちゃ白玉
かぼちゃのほのかな甘味と
もちもちとした食感を楽しんで。

抹茶ミルク
抹茶の香味豊かな飲み物でほっと一息。

パターン3 間食を加えて

1日分20.5点（1643kcal）　塩分7.5g　●作り方48〜49ページ

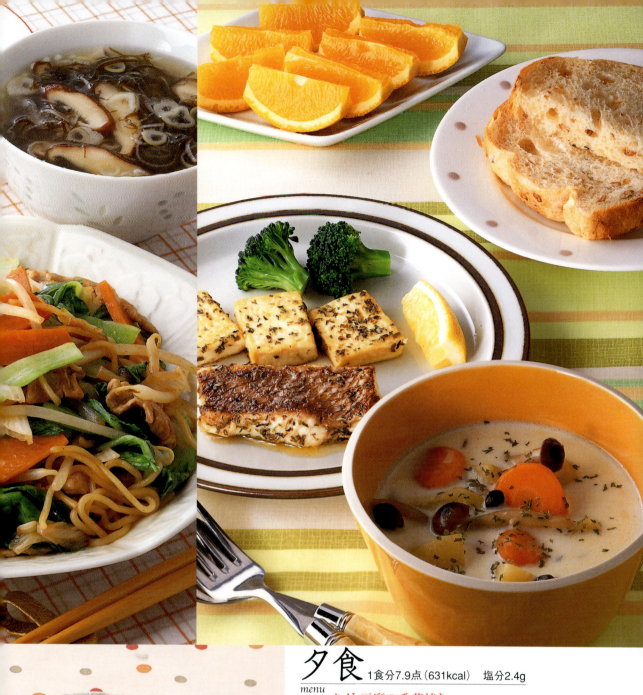

夕食
menu 1食分7.9点（631kcal）　塩分2.4g

タイと豆腐の香草焼き
2つのたんぱく質食品を使って。オレガノの香り高い主菜です。

じゃが芋とにんじんのミルクシチュー
マーガリンでいためた具に小麦粉をふり入れる、手軽なシチューです。

ライ麦パン
雑穀入りのパンはミネラルやビタミン類が豊富です。

オレンジ
果汁たっぷりのオレンジで元気も補って。

食生活のお楽しみ──間食がある日の献立です。
間食の分を除いた第4群の穀類を
7点にして、エネルギーを調節します。

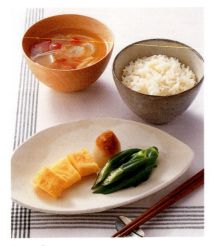
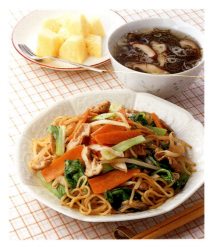

朝食

昼食

卵焼き
おろし大根とオクラ添え
●材料／1人分
卵……1個(55g)　砂糖……小さじ1
塩……少量　油……小さじ1/2
オクラ……………………… 30g
{ おろし大根(軽く汁をきる)50g
{ しょうゆ……………小さじ1/3

1人分1.7点(132kcal)　塩分0.7g

❶オクラはがくの部分を薄く削りとり、沸騰湯でさっとゆでて水にとり、水けをきって斜めに半分ずつに切る。
❷卵は割りほぐし、砂糖と塩を加え混ぜる。油を熱したフライパンに1/2量を流し入れ、半熟状にかたまったらくるくると巻く。残りの卵液を流し入れ、巻き重ねながら焼く。
❸卵焼きを食べやすく切って皿に盛り、おろし大根を置いてしょうゆをたらし、オクラを添える。

ミニトマトとセロリのみそ汁
●材料／1人分
ミニトマト……………………50g
セロリ・えのきたけ………各20g
だし………1カップ　みそ………小さじ2

1人分0.5点(40kcal)　塩分1.5g

❶ミニトマトはへたを除いて半分ずつに切る。セロリは横に薄く切り、えのきたけは石づきを除いて長さを半分に切る。
❷なべにだしを温め、えのきたけを入れてひと煮立ちさせる。火を弱めてミニトマトとセロリを加えて温め、みそをとき入れる。

胚芽精米ごはん(150g)

1人分3.1点(251kcal)　塩分0g

五目焼きそば
●材料／1人分
蒸し中華めん………………… 80g
豚もも薄切り肉……………… 55g
青梗菜………………………… 50g
にんじん・もやし…………各30g
ねぎ………20g　油……小さじ1 1/2
{ 中濃ソース……………小さじ2
{ 塩…少量(0.4g)　こしょう…少量

1人分4.2点(337kcal)　塩分1.5g

❶豚肉は一口大に切る。青梗菜は沸騰湯でさっとゆでて湯をきり、長さを3等分にする。にんじんは短冊切りにし、もやしはひげ根を除く。ねぎは斜めに薄く切る。
❷フライパンに油を熱し、豚肉と野菜をいためる。肉の色が変わったらめんを加え、水少量をふり入れてほぐし、いため合わせる。
❸ソースと塩、こしょうで調味する。

もずくとしいたけの中国風スープ
●材料／1人分
もずく…………………………30g
生しいたけ・ねぎ…………各20g
鶏がら顆粒ブイヨン……小さじ1/2
塩………………………………少量

1人分0.2点(16kcal)　塩分1.3g

❶もずくは熱湯をまわしかけて湯をきり、食べやすく切る。
❷しいたけは石づきを除いて薄く切る。ねぎは小口切りにする。
❸なべに水1カップとブイヨン、しいたけを入れて煮立て、もずくとねぎを加えてひと煮立ちさせる。
❹塩で味をととのえる。

パイナップル
(1人分)
　皮を除いたパイナップル80gは一口大に切る。

1人分0.5点(41kcal)　塩分0g

パターン3 間食を加えて

*「小さじ1＝5g」の塩を使用しました。

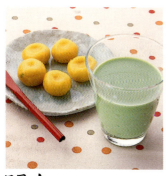

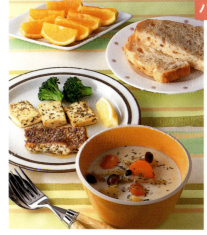

間食

かぼちゃ白玉
●材料／1人分
かぼちゃ …………………… 10g
白玉粉 …… 20g　砂糖 …… 大さじ1/2

1人分1.3点（100kcal）　塩分0g

❶かぼちゃは小さく切って耐熱容器に入れ、水少量をふって電子レンジ（500W）で2〜3分加熱する。熱いうちにフォークなどでつぶし、砂糖を加え混ぜる。
❷白玉粉を加え混ぜ、水大さじ1 1/3 を少量ずつ加えては練り混ぜる。一口大ずつに分けて丸める。
❸なべに湯を沸かし、②を真ん中を少しくぼませて入れ、ゆでる。浮かんだら氷水にとって冷やし、水けをきる。

抹茶ミルク
（1人分）

抹茶小さじ1/2と砂糖小さじ1を混ぜ合わせて熱湯大さじ1でよくとかし（茶せんがあると便利）、冷たい牛乳120gを加え混ぜる。

1人分1.2点（95kcal）　塩分0.1g

夕食

タイと豆腐の香草焼き
●材料／1人分
｛マダイ …………………… 63g
　もめん豆腐 …………… 55g
　塩・こしょう ……… 各少量
小麦粉 ………………… 小さじ1
オレガノ（乾） ……… 小さじ2
バター ………………… 小さじ1（4g）
ブロッコリー …………… 30g
レモン（くし形切り） …… 1切れ

1人分2.6点（206kcal）　塩分0.4g

❶豆腐は厚手のキッチンペーパーなどに包んで水けをきり、1cm厚さに切る。皿にタイと豆腐を並べ、塩とこしょうをふる。
❷ブロッコリーは小房に分けて沸騰湯でゆで、湯をきる。
❸小麦粉とオレガノを混ぜ合わせ、タイと豆腐にまぶしつける。バターをとかしたフライパンで両面を色よく焼く。
❹皿にタイと豆腐を盛り合わせ、ブロッコリーとレモンを添える。

じゃが芋とにんじんのミルクシチュー
●材料／1人分
じゃが芋 …………… 1個（110g）
にんじん・しめじ類 …… 各30g
マーガリン …………… 小さじ1（4g）
小麦粉 ………………… 小さじ1
固形ブイヨン ………… 1/3個（2g）
牛乳 …………………………… 120g
塩・こしょう・パセリ（乾）…各少量

1人分2.8点（226kcal）　塩分1.3g

❶じゃが芋は皮を除いて4つに切り、水にさらして水けをきる。にんじんは3mm厚さの輪切りにする。しめじは石づきを除いてほぐす。
❷なべにマーガリンをとかしてじゃが芋とにんじん、しめじを順にいため、小麦粉をふり入れる。
❸水1/4カップとブイヨンを加えて煮立て、じゃが芋とにんじんがやわらかくなるまで煮る。牛乳を注ぎ入れて煮立て、塩とこしょうをふる。
❹器に盛り、パセリを散らす。

ライ麦パン（60g）

1人分2.0点（158kcal）　塩分0.7g

オレンジ
（1人分）

バレンシアオレンジ1個は縦にくし形に切る（正味105g）。

1人分0.5点（41kcal）　塩分0g

パターン4 多種類の食品を組み合わせて
1日20点の食品はこのくらい

牛乳1点、乳製品1.1点、卵1点です。　　魚1点、肉1点、豆製品1点です。

グレープフルーツ…105g(0.5点)

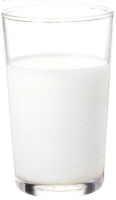

普通牛乳…120g(1点)

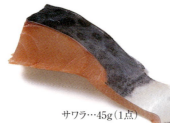

サワラ…45g(1点)

卵…55g(1点)

牛もも薄切り肉・乳用肥育牛・脂肪なし…45g(1点)

第1群3点 ＋ 第2群3点 ＋ 第3群3点

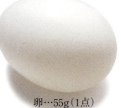

加糖ヨーグルト…60g(0.5点)

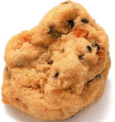
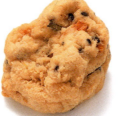

がんもどき…35g(1点)

キャベツ…30g

野菜340g ＋ きのこ80g
（350gを1点とする）、
芋1点、果物1点です。

野菜の内訳
緑黄色野菜220g
淡色野菜120g

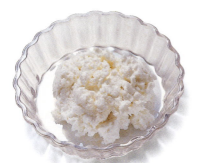

カテージチーズ…45g(0.6点)

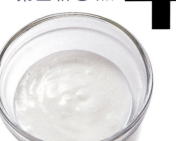

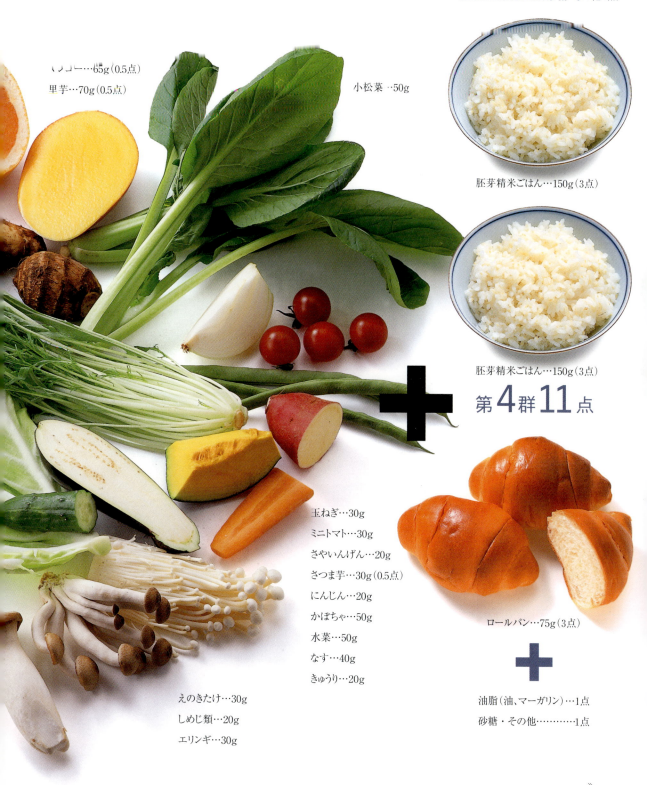

朝食 menu
1食分7.8点(625kcal)　塩分2.5g

巣ごもり卵
卵は半熟くらいが美味。とろりとした黄身を野菜にからめて

さつま芋とミニトマトのカテージチーズサラダ
さつま芋の甘味、トマトの酸味、チーズのコクをとり合わせて。

ロールパン　マーガリン添え
パンに、マーガリンを塗ってもよし、おかずをはさんでもよし。

牛乳
ぐいっと飲めるカルシウム源です。

マンゴー
南国の、甘味と香りたっぷりの果物です。

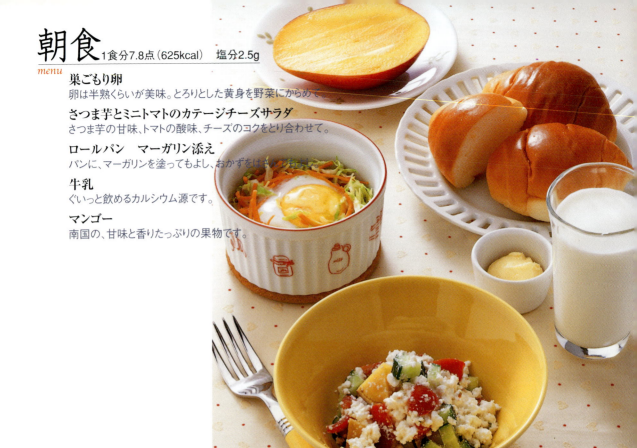

パターン4 多種類の食品を組み合わせて

1日分21.0点(1681kcal)　塩分7.1g　●作り方54〜55ページ

さまざまな種類の食品を使った
1日20点の献立です。
1点あたりの重量を
しっかり覚えておくことがポイント。
食品の組み合わせで料理の幅も
ぐんと広がります。

昼食 menu
1食分7.0点(560kcal)　塩分2.0g

サワラの塩焼き
新鮮な魚は、シンプルな塩焼きがいちばんおいしい。

がんもどきとかぼちゃの煮物
がんもどきとかぼちゃとしめじをひとなべで煮ます。

小松菜ののりあえ
のりが汁けを吸ってお弁当向きのあえ物になります。香味もアップ。

胚芽精米ごはん
お弁当箱の大きさに合わせて、ぎゅっと詰めたり、ふんわり盛ったり。

グレープフルーツとヨーグルト
ビタミンCとカルシウムを補給して午後のスタートです。

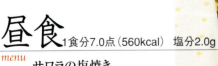
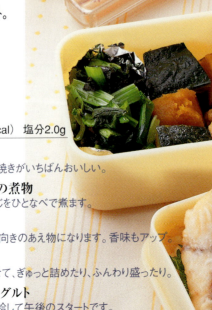

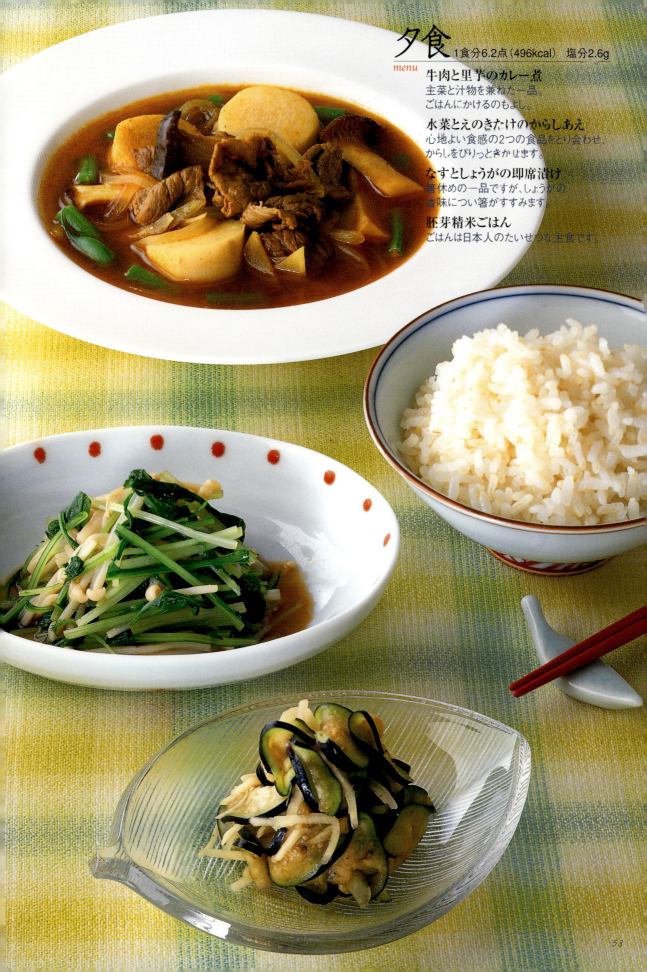

夕食 menu
1食分6.2点（496kcal）　塩分2.6g

牛肉と里芋のカレー煮
主菜と汁物を兼ねた一品。
ごはんにかけるのもよし。

水菜とえのきたけのからしあえ
心地よい食感の2つの食品をとり合わせ、
からしをぴりっときかせます。

なすとしょうがの即席漬け
箸休めの一品ですが、しょうがの
香味につい箸がすすみます。

胚芽精米ごはん
ごはんは日本人のたいせつな主食です。

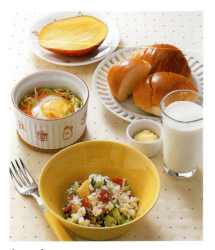
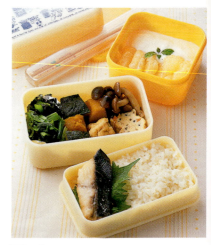

朝食

昼食

巣ごもり卵
●材料／1人分
卵‥‥‥‥‥‥‥‥‥1個(55g)
キャベツ‥‥‥‥‥‥‥‥30g
にんじん‥‥‥‥‥‥‥‥20g
塩‥‥‥‥‥‥‥‥‥少量(0.2g)
白こしょう‥‥‥‥‥‥‥少量

1人分1.2点(97kcal)　塩分0.4g

❶キャベツとにんじんはそれぞれせん切りにする。
❷耐熱容器に①を合わせて入れ、真ん中に卵を割り入れる。黄身をつまようじで数か所つつく。
❸ラップをふんわりとかけて電子レンジ(500W)で2分加熱し、塩とこしょうをふる。

さつま芋とミニトマトの
カテージチーズサラダ
●材料／1人分
さつま芋‥‥‥‥‥‥皮つき30g
ミニトマト‥‥‥‥‥‥‥30g
きゅうり‥‥‥‥‥‥‥‥20g
a ┃ カテージチーズ‥‥‥‥45g
　┃ 酢‥‥‥‥‥‥‥‥小さじ2
　┃ 油‥‥‥‥‥‥‥‥小さじ1
　┃ 塩‥‥‥‥‥‥‥少量(0.5g)
　┃ こしょう‥‥‥‥‥‥‥少量

1人分1.7点(139kcal)　塩分1.0g

❶さつま芋はふかして3mm厚さのいちょう切りにする。きゅうりも同様に切る。ミニトマトはへたを除いて縦に4つずつに切る。
❷aを混ぜ合わせ、さつま芋と野菜を合わせてあえる。

ロールパン(75g)
1人分3.0点(237kcal)　塩分0.9g

マーガリン(小さじ1)
1人分0.4点(30kcal)　塩分0.1g

牛乳(120g)
1人分1.0点(80kcal)　塩分0.1g

マンゴー
(1人分)
　マンゴーは皮つきのまま種の部分を避けて縦に切る(正味65g)。
1人分0.5点(42kcal)　塩分0g

サワラの塩焼き
(1人分)
　サワラ45gに塩少量(0.4g)をふり、グリルで両面を色よく焼く。青じそ1枚を敷いて盛る。
1人分1.0点(80kcal)　塩分0.5g

がんもどきとかぼちゃの煮物
●材料／1人分
がんもどき‥‥‥‥‥‥1個(35g)
かぼちゃ‥‥‥‥‥‥皮つき50g
しめじ類‥‥‥‥‥‥‥‥20g
だし‥‥‥‥‥‥‥‥‥2/3カップ
砂糖‥‥‥‥‥‥‥‥小さじ1/2
しょうゆ‥‥‥‥‥‥‥小さじ1

1人分1.8点(140kcal)　塩分1.1g

❶がんもどきは熱湯をかけて油抜きをし、湯をきって半分に切る。
❷かぼちゃは一口大に切り、しめじは石づきを除いてほぐす。
❸なべにだしと①②を入れて煮る。かぼちゃに火が通ったら砂糖としょうゆを加えて煮つめる。

パターン4 多種類の食品を組み合わせて

*「小さじ1＝5g」の塩を使用しました。

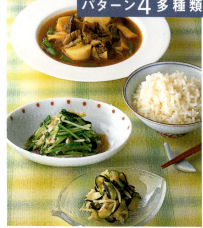

夕食

小松菜ののりあえ
●材料／1人分
小松菜 …………………… 50g
焼きのり ………………… 全型1/4枚
しょうゆ ………………… 小さじ1/3

1人分0.1点（9kcal）　塩分0.3g

❶小松菜は沸騰湯でさっとゆでて水にとり、水けを絞って3cm長さに切る。
❷のりをちぎって小松菜と合わせ、しょうゆをからめる。

胚芽精米ごはん（150g）
1人分3.1点（251kcal）　塩分0g

グレープフルーツとヨーグルト（1人分）
皮と薄皮を除いたグレープフルーツ105gは加糖ヨーグルト60gとともに盛り合わせ、あればミントの葉を飾る。

1人分1.0点（80kcal）　塩分0.1g

牛肉と里芋のカレー煮
●材料／1人分
牛もも薄切り肉 ………… 45g
里芋 ……………………… 70g
玉ねぎ・エリンギ ……… 各30g
さやいんげん …………… 20g
しょうが（薄切り） …… 1かけ
油 ………………………… 小さじ1
カレー粉 ………………… 小さじ1/2
固形ブイヨン …………… 1/3個（2g）
ウスターソース・トマトケチャップ ………………… 各小さじ1

1人分2.6点（206kcal）　塩分1.7g

❶牛肉は食べやすく切る。里芋は皮を除いて半分ずつに切り、水にさらして水けをきる。
❷玉ねぎは縦に薄く切り、エリンギは縦に4つに切る。
❸さやいんげんは筋を除いて沸騰湯でゆでて水にとり、水けをきって長さを半分ずつに切る。
❹フライパンに油を熱してしょうがをいため、香りが立ったら牛肉、玉ねぎ、里芋、エリンギを順に加えてはいため、カレー粉をふり入れる。
❺水1カップとブイヨンを加え、里芋がやわらかくなるまで煮る。ソースとケチャップで調味し、さやいんげんを加え混ぜる。

水菜とえのきたけのからしあえ
●材料／1人分
水菜 ……………………… 50g
えのきたけ ……………… 30g
a ┌ だし …………………… 小さじ1
　├ しょうゆ …………… 小さじ1/2
　└ 練りがらし ………… 少量

1人分0.3点（26kcal）　塩分0.6g

❶水菜は沸騰湯でゆでて水にとり、水けを絞って3cm長さに切る。
❷えのきたけは石づきを除いて沸騰湯でさっとゆで、湯をきる。
❸aを混ぜ合わせ、①②を合わせてあえる。

なすとしょうがの即席漬け
●材料／1人分
なす ……………………… 40g
しょうが…10g　塩…少量（0.3g）
粉ざんしょう …………… 少量

1人分0.2点（13kcal）　塩分0.3g

❶なすはへたを除いて2mm厚さの輪切りにする。しょうがはせん切りにする。
❷なすとしょうがを合わせて塩をふり、しんなりとなったらもんで軽く汁けを絞る。
❸粉ざんしょうをふって全体を混ぜ合わせる。

胚芽精米ごはん（150g）
1人分3.1点（251kcal）　塩分0g

悪い献立を改善する

忙しいとつい食品数や料理数が少なくなってしまうこともあるでしょう。その問題点を知り、よい献立に改善するヒントを学びましょう。外食のさいのメニュー選びにも応用ができます。

朝食

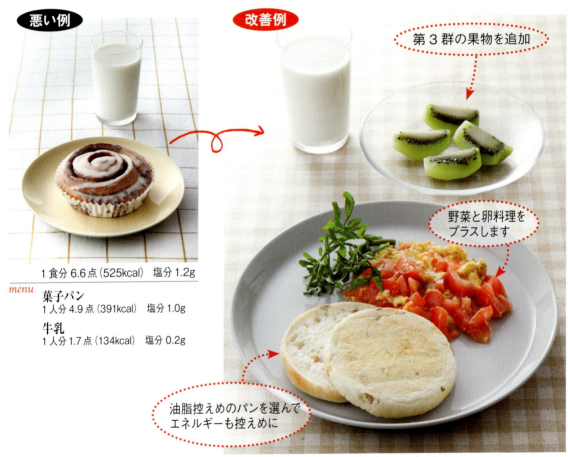

悪い例

1食分 6.6点 (525kcal)　塩分 1.2g

menu
菓子パン
1人分 4.9点 (391kcal)　塩分 1.0g

牛乳
1人分 1.7点 (134kcal)　塩分 0.2g

改善例

第3群の果物を追加

野菜と卵料理をプラスします

油脂控えめのパンを選んでエネルギーも控えめに

1食分 5.5点 (440kcal)　塩分 1.6g

menu
イングリッシュマフィン
1人分 1.7点 (137kcal)　塩分 0.7g

トマト入りスクランブルエッグ
1人分 1.5点 (116kcal)　塩分 0.7g

キウイフルーツ
1人分 0.7点 (53kcal)　塩分 0g

牛乳
1人分 1.7点 (134kcal)　塩分 0.2g

朝食は甘い菓子パンをやめて、胚芽入りのイングリッシュマフィンに変更しました。香ばしくトーストすれば、バターなしでも満足な味わいになります。不足していた野菜と卵料理を追加し、デザートに果物を足して食品数を増やしました。

昼食

悪い例

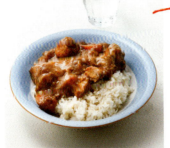

1食分 10.1点(808kcal)　塩分 2.2g

menu
ポークカレー
1人分 10.1点(808kcal)　塩分 2.2g

カレーライス単品をやめ、
魚料理を主菜とした和風の
定食に変更します。
外食をするさいも、
めんや丼物などの一品料理より、
和風の定食を選ぶほうが
多種類の食品をとることができ、
食べるのに時間もかかるので、
血糖値の上昇がゆるやかになります。

改善例　野菜の小鉢をプラス

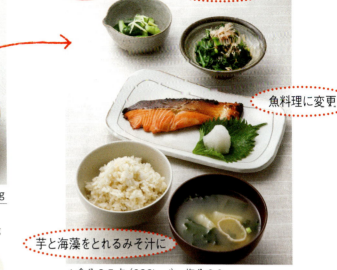

魚料理に変更

芋と海藻をとれるみそ汁に

1食分 8.5点 (682kcal)　塩分 2.6g

menu
サケの照り焼き　　　　　じゃが芋とわかめのみそ汁
1人分 4.4点 (352kcal)　塩分 1.0g　　1人分 0.7点 (55kcal)　塩分 0.9g
ほうれん草のおかかあえ　胚芽精米ごはん
1人分 0.2点 (19kcal)　塩分 0.4g　　1人分 3.1点 (251kcal)　塩分 0g
たたききゅうり
1人分 0.1点 (5kcal)　塩分 0.3g

夕食

悪い例

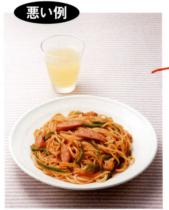

1食分 10.3点(820kcal)　塩分 3.4g

menu
スパゲティナポリタン
1人分 9.2点 (732kcal)　塩分 3.4g
りんごジュース
1人分 1.1点 (88kcal)　塩分 0g

スパゲティ単品だった献立に、副菜をプラスしました。
また、りんごジュースをやめて
生のりんごを使うことで、第3群の果物を
とれるようにしています。
果物のジュースは第3群ではなく、第4群なので、
献立を立てるさいには注意が必要です。

改善例　りんごをシンプルな
サラダ仕立てに

スープを追加して
品数アップ

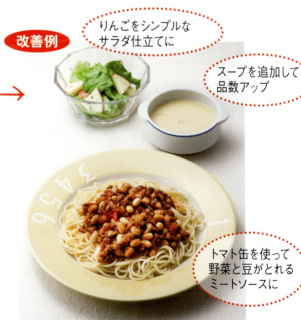

トマト缶を使って
野菜と豆がとれる
ミートソースに

1食分 9.0点 (722kcal)　塩分 3.8g

menu
野菜と大豆のミートソーススパゲティ
1人分 7.2点 (578kcal)　塩分 2.8g
レタスとりんごのサラダ
1人分 0.6点 (44kcal)　塩分 0.2g
コーンスープ
1人分 1.3点 (100kcal)　塩分 0.8g

家族の献立を立ててみましょう。

家族は年齢も性別もさまざまなので、
必要な栄養素も食べる量も違ってきます。
家族のそれぞれに適した献立の内容を紹介します。

お父さん 49歳

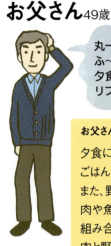

丸一日のデスクワーク。
ふ〜疲れました。
夕食のビールで
リフレッシュ！

お父さんへのアドバイス

夕食にビールを飲むときは、
ごはんは1杯にしましょう。
また、野菜をおいしく、たくさん食べたいので、
肉や魚などのたんぱく質食品と
組み合わせるのも一案です。
肉と野菜のいため物にしたり、
ハンバーグにおろし大根をたっぷりのせて
和風にしたりなど、くふうしましょう。

お母さん 45歳

いつも元気で
家事をしてます。
でもこのごろ
太ってきちゃったのが
悩み……。

お母さんへのアドバイス

油の使いすぎに注意しましょう。
毎食小さじ1を目安に。
家族の健康管理のキーパーソンなので、
ドレッシングなども手作りにして油をカット。
お菓子を食べるときは体を動かして
消費エネルギーを増やしましょう。
また骨粗鬆症（74ページ）対策に、
牛乳や乳製品はしっかりとって。
閉経後にコレステロール値が
上昇するのに備えて、
肉などの動物性脂肪は控える訓練を。

お姉さん 16歳

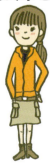

花の高校生は
おしゃれ大好き。
もう少しダイエット
しなくちゃ。

お姉さんへのアドバイス

思春期のお姉さん、
ダイエットは
必要以上はしないでね。
まずは本当にダイエットする必要があるかを、
86ページでチェックしてみて。
ダイエットするときは、
第1群、第2群の食品をしっかりとって、
カルシウムやたんぱく質が
不足しないようにしましょう。
また、偏ったダイエットは
貧血になりやすいので、要注意です。

ぼく 13歳

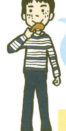

食べても食べても
腹ペコ。
お肉は大好きだけど
野菜はちょっとね……。

ぼくへのアドバイス

ぼくは成長期だから、
夜ふかしなどをして朝食を
抜くことがないようにしてね。
朝食をきちんととると
頭も体もすっきり目覚めるよ。
朝食にはすごい力があるんだよ。
野菜が苦手ならスープに入れたり、
肉といっしょに食べたりするとおいしいよ。

あなたに必要な1日の点数を見てみましょう。

表1の「日常生活の内容」から身体活動レベルを調べ、表2で年齢と性別を合わせて見ます。

表1　身体活動レベル別の活動内容

身体活動レベル	低い Ⅰ	ふつう Ⅱ	高い Ⅲ
日常生活の内容	生活の大部分が座位で静的な活動が中心の場合	座位中心の仕事だが、職場内での移動や立位での作業・接客等、通勤・買物での歩行、家事、軽いスポーツ、のいずれかを含む場合	移動や立位の多い仕事への従事者。あるいは、スポーツなど余暇における活発な運動習慣をもっている場合

表2　4つの食品群の年齢別・性別・身体活動レベル別点数構成

食品群	第1群				第2群				第3群						第4群						合計	
	乳・乳製品		卵		魚介・肉		豆・豆製品		野菜		芋		果物		穀類		油脂		砂糖			
年齢／性	男	女	男	女	男	女	男	女	男	女	男	女	男	女	男	女	男	女	男	女	男	女
身体活動レベル Ⅰ（低い）																						
6〜7（歳）	2.0	2.0	0.5	0.5	1.5	1.5	1.0	1.0	1.0	1.0	0.5	0.5	1.0	1.0	7.5	6.5	1.0	1.0	0.2	0.2	16.2	15.2
8〜9（歳）	2.5	2.5	1.0	1.0	2.0	1.5	1.0	1.0	1.0	1.0	0.5	0.5	1.0	1.0	9.0	7.5	1.0	1.0	0.5	0.5	19.5	17.5
10〜11（歳）	2.5	2.5	1.0	1.0	2.0	2.0	1.0	1.0	1.0	1.0	1.0	1.0	1.0	1.0	11.5	10.5	1.5	1.5	0.5	0.5	23.0	22.0
12〜14（歳）	3.0	3.0	1.0	1.0	3.0	2.5	1.0	1.0	1.0	1.0	1.0	1.0	1.0	1.0	14.0	12.0	2.0	2.0	0.5	0.5	27.5	25.0
15〜17（歳）	2.5	2.5	1.0	1.0	3.0	2.5	1.0	1.0	1.0	1.0	1.0	1.0	1.0	1.0	16.0	11.5	2.0	1.5	0.5	0.5	29.5	24.0
18〜29（歳）	2.5	2.0	1.0	1.0	3.5	2.0	1.0	1.0	1.0	1.0	1.0	1.0	1.0	1.0	14.5	9.5	2.0	1.5	0.5	0.5	28.0	20.5
30〜49（歳）	2.0	2.0	1.0	1.0	3.0	2.0	1.0	1.0	1.0	1.0	1.0	1.0	1.0	1.0	14.5	10.0	2.0	1.5	0.5	0.5	27.0	21.0
50〜64（歳）	2.0	2.0	1.0	1.0	3.0	2.0	1.0	1.0	1.0	1.0	1.0	1.0	1.0	1.0	14.0	9.0	2.0	1.5	0.5	0.5	26.5	20.0
65〜74（歳）	2.0	2.0	1.0	1.0	2.5	2.0	1.0	1.0	1.0	1.0	1.0	1.0	1.0	1.0	13.0	8.0	1.5	1.5	0.5	0.5	24.5	18.5
75以上（歳）	2.0	1.5	1.0	1.0	2.5	1.5	1.0	1.0	1.0	1.0	1.0	1.0	1.0	1.0	10.5	7.5	1.5	1.0	0.5	0.2	22.0	16.7
妊婦初期		2.0		1.0		2.5		1.0		1.0		1.0		1.0		10.0		1.5		0.5		21.0
妊婦中期		2.0		1.0		2.5		1.0		1.0		1.0		1.0		12.0		1.5		0.5		23.5
妊婦後期		2.0		1.0		3.0		1.0		1.0		1.0		1.0		14.0		2.0		0.5		26.5
授乳婦		2.0		1.0		2.5		1.0		1.0		1.0		1.0		12.5		2.0		0.5		24.5
身体活動レベル Ⅱ（ふつう）																						
1〜2（歳）	2.0	2.0	0.5	0.5	1.0	1.0	0.5	0.5	0.5	0.5	0.5	0.5	0.5	0.5	5.0	4.5	0.5	0.5	0.1	0.1	11.1	10.6
3〜5（歳）	2.0	2.0	1.0	1.0	1.0	1.0	1.0	1.0	1.0	1.0	0.5	0.5	1.0	1.0	7.0	6.5	0.5	0.5	0.2	0.2	15.2	14.7
6〜7（歳）	2.0	2.0	1.0	1.0	1.5	1.5	1.0	1.0	1.0	1.0	0.5	0.5	1.0	1.0	9.0	7.5	1.0	1.0	0.5	0.5	18.5	17.0
8〜9（歳）	2.5	2.5	1.0	1.0	2.5	1.5	1.0	1.0	1.0	1.0	0.5	0.5	1.0	1.0	10.5	9.5	1.5	1.5	0.5	0.5	22.0	20.0
10〜11（歳）	2.5	2.5	1.0	1.0	3.0	2.5	1.0	1.0	1.0	1.0	1.0	1.0	1.0	1.0	13.5	12.5	2.0	1.5	0.5	0.5	26.5	24.5
12〜14（歳）	3.0	3.0	1.0	1.0	3.5	3.0	1.0	1.0	1.0	1.0	1.0	1.0	1.0	1.0	16.5	15.5	2.0	1.5	0.5	0.5	31.0	28.5
15〜17（歳）	2.5	2.5	1.0	1.0	4.0	3.0	1.0	1.0	1.0	1.0	1.0	1.0	1.0	1.0	18.5	15.0	3.0	2.0	0.5	0.5	33.5	27.5
18〜29（歳）	2.5	2.5	1.0	1.0	3.5	2.5	1.0	1.0	1.0	1.0	1.0	1.0	1.0	1.0	17.0	12.5	3.0	2.0	0.5	0.5	31.5	24.0
30〜49（歳）	2.5	2.5	1.0	1.0	3.5	2.5	1.0	1.0	1.0	1.0	1.0	1.0	1.0	1.0	17.5	13.0	3.0	2.0	0.5	0.5	31.5	24.5
50〜64（歳）	2.5	2.5	1.0	1.0	3.5	2.5	1.0	1.0	1.0	1.0	1.0	1.0	1.0	1.0	17.0	12.0	3.0	2.0	0.5	0.5	30.5	23.5
65〜74（歳）	2.5	2.5	1.0	1.0	3.0	2.0	1.0	1.0	1.0	1.0	1.0	1.0	1.0	1.0	15.5	11.0	2.0	2.0	0.5	0.5	28.5	22.5
75以上（歳）	2.0	2.0	1.0	1.0	3.0	2.0	1.0	1.0	1.0	1.0	1.0	1.0	1.0	1.0	13.5	9.0	2.0	1.5	0.5	0.5	25.5	20.0
妊婦初期		2.0		1.0		2.5		1.0		1.0		1.0		1.0		13.0		1.5		0.5		24.5
妊婦中期		2.0		1.0		3.0		1.0		1.0		1.0		1.0		14.0		2.0		0.5		26.5
妊婦後期		2.0		1.0		3.5		1.0		1.0		1.0		1.0		16.0		2.5		0.5		29.5
授乳婦		2.0		1.0		3.5		1.0		1.0		1.0		1.0		15.0		2.0		0.5		28.0
身体活動レベル Ⅲ（高い）																						
6〜7（歳）	2.0	2.0	1.0	1.0	2.0	2.0	1.0	1.0	1.0	1.0	0.5	0.5	1.0	1.0	11.0	10.0	1.0	1.0	0.5	0.5	21.0	20.0
8〜9（歳）	2.5	2.5	1.0	1.0	2.5	2.0	1.0	1.0	1.0	1.0	0.5	0.5	1.0	1.0	12.5	11.0	2.0	1.5	0.5	0.5	25.0	22.0
10〜11（歳）	2.5	2.5	1.0	1.0	3.0	2.5	1.0	1.0	1.0	1.0	1.0	1.0	1.0	1.0	16.0	15.0	2.0	2.0	0.5	0.5	29.0	27.5
12〜14（歳）	3.0	3.0	1.0	1.0	3.5	3.5	1.0	1.0	1.0	1.0	1.0	1.0	1.0	1.0	19.5	17.5	2.5	2.5	0.5	0.5	34.5	32.0
15〜17（歳）	3.0	3.0	1.0	1.0	4.5	3.5	1.5	1.5	1.0	1.0	1.0	1.0	1.0	1.0	21.0	16.5	2.5	2.0	0.5	0.5	37.0	30.0
18〜29（歳）	3.0	3.0	1.0	1.0	4.5	3.0	1.5	1.5	1.0	1.0	1.0	1.0	1.0	1.0	20.5	15.5	2.5	2.0	0.5	0.5	36.5	28.5
30〜49（歳）	3.0	3.0	1.0	1.0	4.5	3.0	1.5	1.5	1.0	1.0	1.0	1.0	1.0	1.0	20.5	15.5	2.5	2.0	0.5	0.5	36.5	28.0
50〜64（歳）	2.5	2.5	1.0	1.0	4.0	3.0	1.5	1.5	1.0	1.0	1.0	1.0	1.0	1.0	20.5	14.0	2.5	2.0	0.5	0.5	35.0	26.5
65〜74（歳）	2.5	2.5	1.0	1.0	4.0	3.0	1.0	1.0	1.0	1.0	1.0	1.0	1.0	1.0	19.0	13.5	2.5	1.5	0.5	0.5	33.5	25.0
授乳婦		2.5		1.0		3.5		1.0		1.0		1.0		1.0		18.0		2.5		0.5		32.0

（香川明大監修）

（注）
1) 野菜はきのこ、海藻を含む。また、野菜の1/3以上は緑黄色野菜でとることとする。
2) エネルギー量は、「日本人の食事摂取基準（2020年版）」の参考表・推定エネルギー必要量の93〜97%の割合で構成してある。各人の必要に応じて適宜調整すること。
3) 食品構成は「日本食品標準成分表2015年版（七訂）」で計算。

家族それぞれの1日の食品構成を、お母さんを基本にして見てみましょう。

どんな食品を、どう

♠第1群

♥第2群

基本 — お母さん

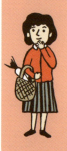

 加糖ヨーグルト…120g(1.0点)

 牛乳…120g(1.0点)

 卵…55g(1.0点)

 もめん豆腐…55g(0.5点)

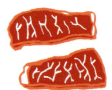 牛もも肉(脂身つき)…60g(1.5点)

 マカジキ…70g(1.0点)

お父さん

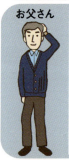

基本と同量

基本に ✚ プラス

 牛もも肉(脂身つき)…40g(1.0点)

お姉さん

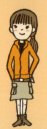

基本に ✚ プラス

 牛乳…60g(0.5点)

基本に ✚ プラス

 牛もも肉(脂身つき)…20g(0.5点)

ぼく

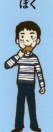

基本に ✚ プラス

 加糖ヨーグルト…40g(0.3点)

 牛乳…80g(0.7点)

基本に ✚ プラス

 牛もも肉(脂身つき)…40g(1.0点)

組み合わせればいいの？

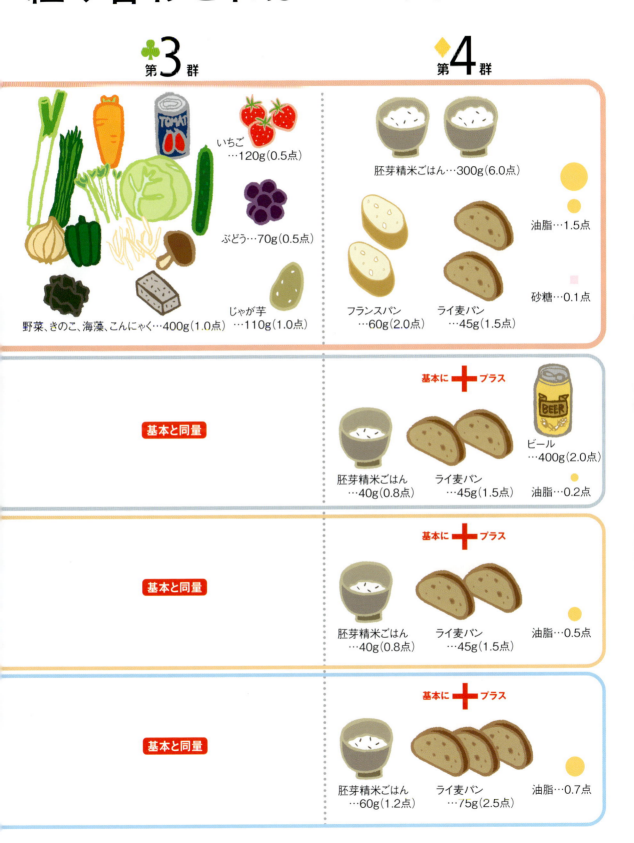

1日分 22.2点（1779kcal） 塩分 8.5g

お母さんの朝食、

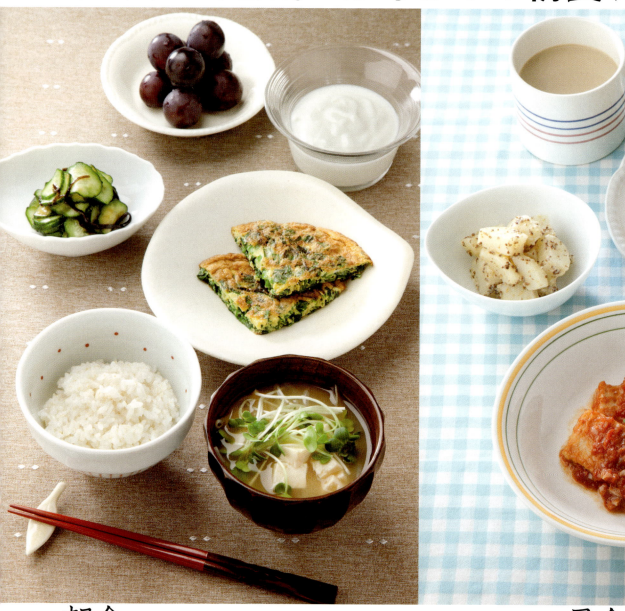

朝食
menu

1食分 7.0点（563kcal） 塩分 2.5g

にらたま
にらの甘味がたっぷり。朝は火の通りが早い卵料理が手軽です。

きゅうりのこんぶあえ
塩こんぶを利用した、きゅうりの浅漬け風です。

豆腐ともやしと貝割れ菜のみそ汁
忘れがちな豆製品を具に。もやしの歯ごたえが心地よい。

胚芽精米ごはん
お母さんは3点分（150g）です。

加糖ヨーグルト
手軽に食べられるカルシウム食品です。

ぶどう
果物の甘味で1日の元気を補給！

昼食
menu

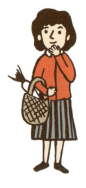

昼食、夕食

お母さんの1日の献立です(作り方64〜65ページ)
お父さん、お姉さん、ぼくの献立は66〜69ページをごらんください。

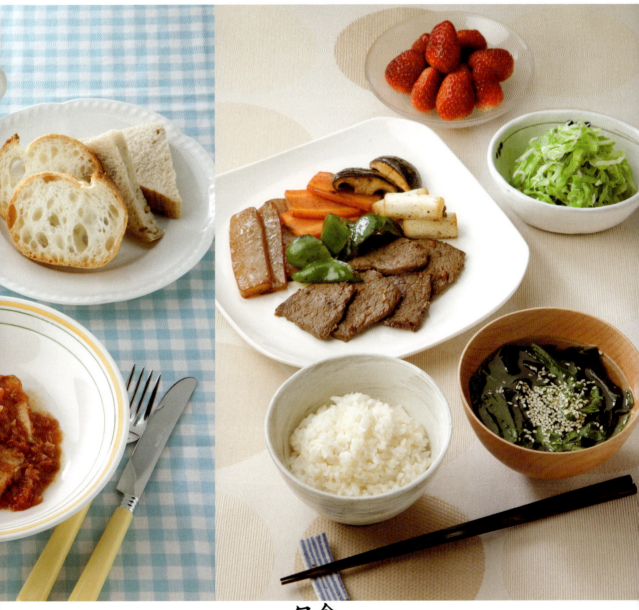

1食分8.3点（666kcal） 塩分3.8g

カジキのトマト煮込み
カジキはムニエルにしてうま味を
閉じ込め、トマトの酸味をからめます。

ポテトサラダ
マスタードの香味をきかせ、
マヨネーズを控えます。

フランスパン・ライ麦パン
噛みごたえ充分のフランスパンと、
食物繊維が多いライ麦パンを
組み合わせて。

カフェオレ
温かな飲み物でほっと一息。

夕食 menu

1食分6.9点（550kcal） 塩分2.2g

焼き肉　野菜ときのこ添え
牛肉に香味豊かなたれをからめて焼きます。
こんにゃくや野菜をたっぷり添えて。

キャベツのじゃこあえ
キャベツは電子レンジで加熱してかさを減らし、食べやすく。

レタスとわかめのスープ
レタスとわかめをブイヨン仕立ての汁物に。

胚芽精米ごはん
精白米ごはんに比べて約4倍のビタミンB_1を含みます。
食べやすいのも利点です。

いちご
ビタミンCの宝庫です。

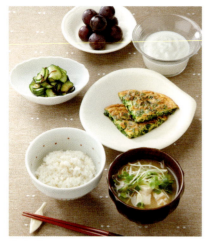

朝食

にらたま

●材料／1人分
にら……………………30g
卵………………………1個（55g）
塩・こしょう…………各少量
油………………………小さじ½

1人分 1.5点（119kcal）　塩分 0.6g

❶にらは細かく切る。
❷ボールに卵を割りほぐし、塩とこしょうを加え混ぜ、にらを加えてよく混ぜる。
❸フライパンに油を熱して②を流し入れ、中火で両面を焼いて火を通す。
❹食べやすい大きさに切り分け、皿に盛る。

きゅうりのこんぶあえ

（1人分）
❶きゅうり50gを薄い輪切りにし、細切りの塩こんぶ（市販品）3gを加え混ぜる。
❷きゅうりがしんなりとなったら汁けを軽く絞る。

1人分 0.1点（10kcal）　塩分 0.5g

豆腐ともやしと貝割れ菜のみそ汁

●材料／1人分
もめん豆腐……………55g
もやし…………………30g
貝割れ菜………………10g
だし……………………¾カップ
みそ……………………小さじ1⅔

1人分 0.8点（62kcal）　塩分 1.2g

❶豆腐は2cm角に切る。もやしはひげ根を除く。貝割れ菜は根を除く。
❷なべにだしを温め、もやしを入れてさっと煮て、豆腐を加える。
❸豆腐が温まったらみそをとき入れ、貝割れ菜を加えて火を消す。

胚芽精米ごはん（150g）

1人分 3.1点（251kcal）　塩分 0g

加糖ヨーグルト（120g）

1人分 1.0点（80kcal）　塩分 0.2g

ぶどう（70g）

1人分 0.5点（41kcal）　塩分 0g

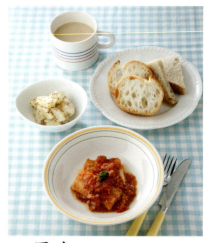

昼食

カジキのトマト煮込み

●材料／1人分
マカジキ………………1切れ（70g）
塩・こしょう・薄力小麦粉
　………………………各少量
玉ねぎ（みじん切り）………20g
にんにく（みじん切り）……1かけ
油………………………小さじ1
a ｛ トマト水煮缶詰め（カットタイプ）……………60g
　　赤ワイン……………大さじ1
　　顆粒ブイヨン…小さじ⅓（1g）
　　ローリエ……………1枚
塩・こしょう…………各少量
パセリ（みじん切り）………少量

1人分 2.1点（168kcal）　塩分 1.6g

❶カジキは1切れを半分に切る。塩とこしょうをふり、小麦粉を薄くまぶしつける。
❷厚手のなべに油の½量を熱し、カジキを入れて両面を焼き、火を通す。いったんとり出す。
❸②のなべに残りの油を熱し、玉ねぎとにんにくを入れて透き通るまでいためる。
❹aと水大さじ1を加えて煮立て、弱火にして約10分煮る。
❺カジキを戻し入れ、塩とこしょうで味をととのえ、さらに2～3分煮る。
❻皿に盛り、パセリを置く。

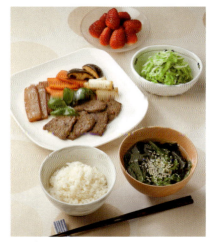

* 「小さじ1＝5g」の塩を使用しました。

夕食

ポテトサラダ
●材料／1人分
じゃが芋……………………110g
a ｛ マヨネーズ………小さじ1（4g）
　　粒入りマスタード………6g
　　塩・こしょう……………各少量
1人分 1.7点（132kcal）　塩分 0.6g

❶じゃが芋は皮を除き、さいの目切りにする。なべに入れてかぶるくらいの水を注ぎ入れ、やわらかくなるまでゆでる。
❷ざるにあげて湯をきり、人肌にさめるまでおく。
❸aを混ぜ合わせ、じゃが芋をあえ混ぜる。

フランスパン（60g）
ライ麦パン（45g）
1人分 3.6点（286kcal）　塩分 1.5g

カフェオレ
（1人分）
　牛乳約⅗カップ（120g）にコーヒーの抽出液⅗カップ（120g）を加えて混ぜ合わせる。
1人分 1.0点（80kcal）　塩分 0.1g

焼き肉　野菜ときのこ添え
●材料／1人分
牛もも肉（脂身つき）……60g
たれ ｛ ねぎ（みじん切り）…10g
　　　にんにく（すりおろす）1かけ
　　　しょうゆ・砂糖…各小さじ1
　　　酒………………………小さじ2
こんにゃく…………………30g
にんじん・ねぎ・ピーマン・生しいたけ……………………各20g
油……………………………小さじ1
1人分 2.8点（222kcal）　塩分 1.0g

❶たれの材料を混ぜ合わせ、牛肉を加えてからめる。
❷こんにゃくは2mm幅に切り、にんじんは2mm厚さの短冊切りにする。ねぎは2cm長さに切り、ピーマンは乱切りにする。しいたけは軸を除いて縦半分に切る。
❸フライパンに油を熱して牛肉をつけ汁ごと入れ、両面を焼いて火を通し、皿に盛る。
❹❸のフライパンに❷を入れ、フライパンに残ったたれをからませながらいためる。
❺❸の皿に❹を盛り合わせる。

キャベツのじゃこあえ
（1人分）
❶キャベツ50gをせん切りにし、耐熱容器に入れてラップをし、電子レンジ（600W）で2分加熱する。
❷ちりめんじゃこ5gを加え混ぜ、塩少量で味をととのえる。
1人分 0.3点（22kcal）　塩分 0.3g

レタスとわかめのスープ
●材料／1人分
レタス………………………20g
わかめ………………もどして10g
顆粒ブイヨン……小さじ½（1.5g）
塩・こしょう………………各少量
いり白ごま………………小さじ⅔
1人分 0.2点（14kcal）　塩分 0.9g

❶レタスとわかめはそれぞれ食べやすく切る。
❷なべに水¾カップとブイヨンを入れて煮立て、レタスとわかめを加えてひと煮立ちさせ、塩とこしょうで味をととのえる。
❸汁わんに盛り、ごまをふる。

胚芽精米ごはん（150g）
1人分 3.1点（251kcal）　塩分 0g

いちご（120g）
1人分 0.5点（41kcal）　塩分 0g

お父さん、お姉さん、

1日分 27.9 点（2228kcal）塩分 9.4 g　　1日分 26.4 点（2110kcal）塩分 9.3 g

お父さん　1食分 7.7 点（613kcal）塩分 2.5 g
お姉さん　1食分 7.7 点（613kcal）塩分 2.5 g
ぼく　　　1食分 8.0 点（640kcal）塩分 2.6 g

朝食

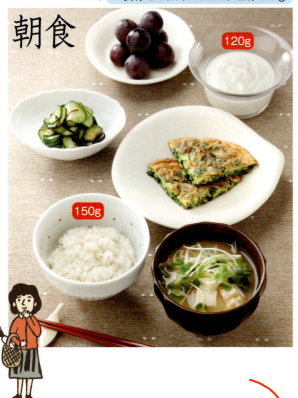

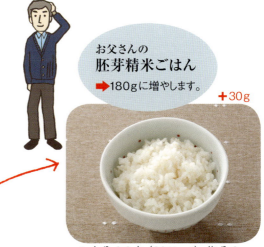

お父さんの
胚芽精米ごはん
➡180gに増やします。

+30g

1人分 3.8 点（301kcal）塩分 0 g

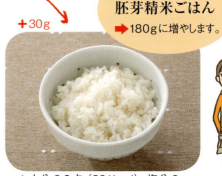
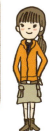

お姉さんの
胚芽精米ごはん
➡180gに増やします。

+30g

1人分 3.8 点（301kcal）塩分 0 g

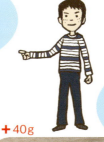

ぼくの
胚芽精米ごはん
➡180gに増やします。

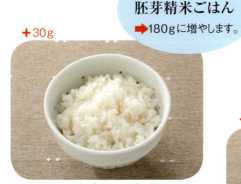

+30g

1人分 3.8 点（301kcal）塩分 0 g

ぼくの
加糖ヨーグルト
➡160gに増やします。

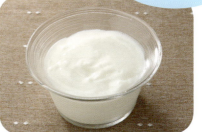

+40g

1人分 1.3 点（107kcal）塩分 0.3g

ぼくの献立

1日分 28.8点（2307kcal） 塩分 10.1 g

お母さんの献立をもとに、
食品の量を増やして、それぞれに適した献立に仕立てます。

お父さん　1食分　9.8点（785kcal）塩分 4.3 g
お姉さん　1食分 10.9点（871kcal）塩分 4.5 g
ぼく　　　1食分 12.0点（963kcal）塩分 4.9 g

昼食

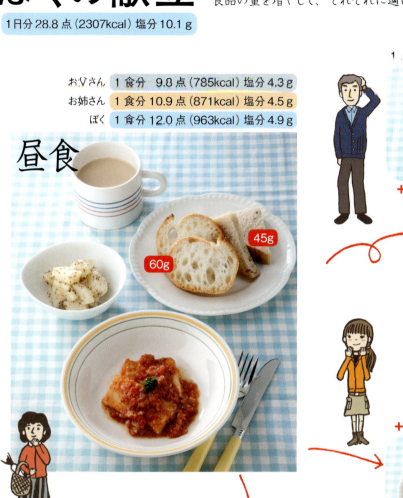

1人分 5.1点（405kcal）　塩分 2.0 g

+45g

お父さんの パン
➡ フランスパンは
お母さんと同量（60 g）にし、
ライ麦パンを90 gに
増やします。

お姉さんの パン
➡ フランスパンは
お母さんと同量（60 g）にし、
ライ麦パンを90 gに増やします。
さらに、バター小さじ1½（6g）を
プラスします。

+45g　+バター

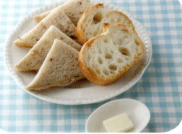

1人分 5.6点（450kcal）　塩分 2.1 g

+75g　+バター

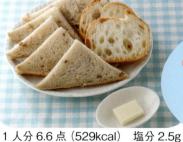

ぼくの パン
➡ フランスパンは
お母さんと同量（60 g）にし、
ライ麦パンを120 gに増やします。
さらに、バター小さじ1½（6g）を
プラスします。

1人分 6.6点（529kcal）　塩分 2.5 g

Change

Change

お姉さんの 牛乳
➡ カフェオレを、
牛乳180 gに
かえます。

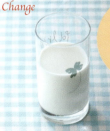

1人分 1.5点（121kcal）　塩分 0.2 g

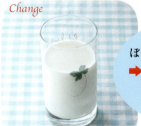

ぼくの 牛乳
➡ カフェオレを、
牛乳200 gに
かえます。

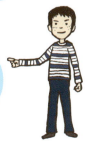

1人分 1.7点（134kcal）　塩分 0.2 g

お父さん	1食分 10.4点（830kcal）	塩分 2.6g
お姉さん	1食分 7.8点（626kcal）	塩分 2.3g
ぼく	1食分 8.8点（704kcal）	塩分 2.6g

夕食

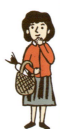

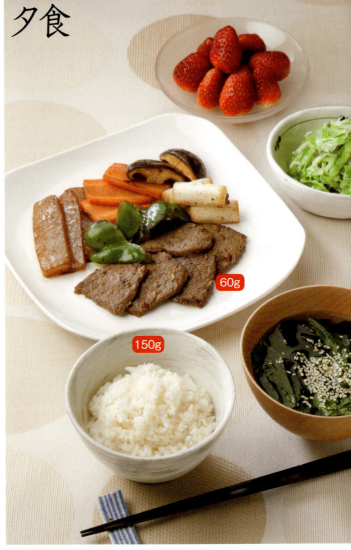

ぼくの 焼き肉
➡ 牛もも肉の量を100gにします。

+40g

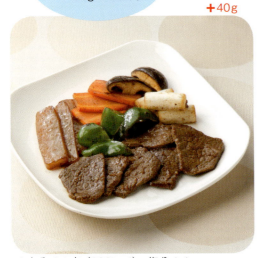

1人分 4.1点（326kcal） 塩分 1.4g

+30g

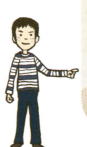

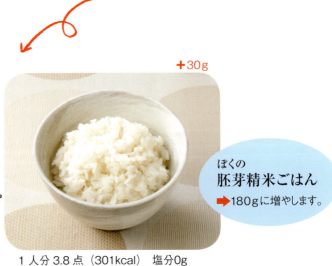

ぼくの 胚芽精米ごはん
➡ 180gに増やします。

1人分 3.8点（301kcal） 塩分0g

お父さんの **胚芽精米ごはん**
➡160gに増やします。 +10g

1人分 3.3点（267kcal） 塩分0g

お父さんの **ビール**
➡2点分（400g）を加えます。

1人分 2.0点（160kcal） 塩分0g

お父さんの **焼き肉**
➡牛もも肉の量を100gにします。 +40g

1人分 4.1点（326kcal） 塩分1.4g

お姉さんの **胚芽精米ごはん**
➡160gに増やします。 +10g

1人分 3.3点（267kcal） 塩分0g

お姉さんの **焼き肉**
➡牛もも肉の量を80gにします。 +20g

1人分 3.5点（282kcal） 塩分1.1g

四群点数法を気軽に活用して 食べ方のヒント

第1群から4群の中で、不足しやすい食品群は奇数群（第1・3群）。逆に、とりすぎてエネルギー過剰につながりやすい食品群は偶数群（第2・4群）です。目安となる摂取量や、食べ方のコツを覚えておくと4つのグループからバランスよく食品をとることができます。

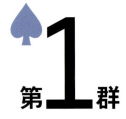

第1群

乳・乳製品は習慣化してしっかりとる

第1群の乳・乳製品2点の1日の適量は、"牛乳小さめのコップ1杯（120g）＋ヨーグルト1カップ（130g）"または"ヨーグルト1カップ（130g）＋チーズ1切れ（24g）"です。

乳・乳製品は朝・昼・夕の3食でなかなかとりにくいので、朝起きたら牛乳をコップ1杯飲む、夜寝る前にホットミルクを1杯飲む、朝食や夕食にチーズを1切れ添える…など、生活パターンに合わせて習慣化するのがおすすめです。おやつにフルーツヨーグルトやフローズンヨーグルト、カフェオレやミルクティーなどをとるのもよいですね。血中コレステロールが気になる人は、低脂肪のものを利用するとよいでしょう。

調理が簡単な卵は忙しい朝食にぴったり

卵は1個1点なので、1日1個を目指して摂取します。ゆで卵、スクランブルエッグ、目玉焼き、厚焼き卵、ポーチドエッグなど、卵料理は簡単にできるものも多いので、忙しい朝食時にもおすすめ。ときには生のまま食べてもよいでしょう。

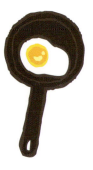

朝食には簡単な卵料理がおすすめ

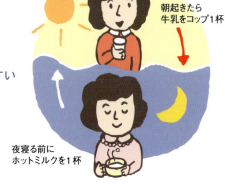

習慣化すると無理なくとりやすい

朝起きたら牛乳をコップ1杯

夜寝る前にホットミルクを1杯

第2群

魚介、肉、豆・豆製品は
1：1：1の割合で

　第2群は良質たんぱく質の宝庫ですが、脂質も含むことから、適量を大幅に超えないよう注意します。1日あたりの摂取量は、体格や身体活動量に合わせて3〜5点の間で調節します。魚介、肉、豆・豆製品の割合は、それぞれ1：1：1で摂取するのが基本です。

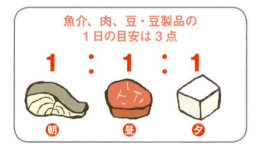

魚介、肉、豆・豆製品の
1日の目安は3点

肉、魚、豆腐は
自分の手のひら1個分を目安に

　肉、魚、豆腐は、自分の手のひら（指は含まない）1個分を目安量にしましょう。3食にそれぞれ1個分ずつとり入れるので、1日では手のひら計3個分になります。これより多くなると、エネルギー過剰になっていくので要注意。また、脂身の多い肉や青背の魚は、同じ量でもエネルギー含有量が高いので、小さめの手のひらをイメージするとよいでしょう。

　良質たんぱく質を充分に摂取するためには、77ページで紹介しているA・Bグループから食材を選ぶようにします。Cグループの青背の魚類にはEPAやDHAが豊富に含まれるため、Cグループであっても週に1〜2回とり入れるとよいでしょう。

豆・豆製品は
大豆加工品が手軽

　良質なたんぱく質を含む豆・豆製品。特に、大豆加工品（豆腐、納豆、凍り豆腐など）は調理が簡単で、主菜にも副菜にも手軽に利用できます。納豆なら1パック（40g）がちょうど1点なので、朝食にとり入れると1点を簡単に摂取できますね。豆腐も、冷ややっこ、みそ汁の具、野菜あんなど幅広く利用しやすい食材です。五目豆などの煮豆は、常備菜やお弁当のおかずとして重宝します。

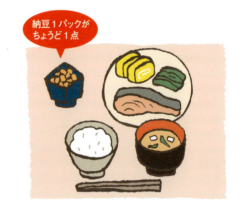

納豆1パックが
ちょうど1点

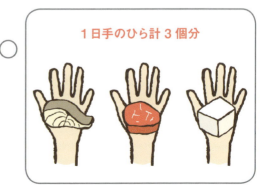

1日手のひら計3個分

第3群

野菜の適量・1日350gは "小鉢5杯分"を目安にするとラク

「野菜は1日350g」といわれても、食事のたびに重量を量るのはたいへんです。そこでおすすめしたいのが、「小鉢」を目安にする方法。小鉢1杯の野菜（たとえば、ほうれん草のお浸し、かぼちゃの煮物など1回分）は約70gなので、1日で5杯分を食べれば350g達成です。主菜のつけ合わせやみそ汁に入っている野菜も、それぞれ小鉢½杯分などとして換算します。そのさい、きのこや海藻を含んでもかまいません。1食でも野菜を抜くと、残りの2食で小鉢5杯分をとるのがたいへんになります。毎食、忘れずに野菜料理を食べましょう。

野菜350g＝小鉢5杯分

1日小鉢5杯分の野菜のとり方例

朝 1杯 サラダ（1）

昼 2杯 キャベツのお浸し（1） スパゲティミートソースの野菜（1）

夕 2杯 ほうれん草のお浸し（1） 主菜のつけ合わせ（½） みそ汁の具（½）

芋も忘れずに

芋は1日1点とり入れます。じゃが芋は1点1個（110g）、さつま芋なら1点⅓個（60g）です。芋はいため物、揚げ物、煮物、あえ物、菓子と幅広く利用でき、保存もきく便利な食材です。

果物は「1～2時間もつ」くらいの量を食べる

果物は3食に組み込みにくいので、間食や食後に1点を習慣的にとるのがおすすめです。果物は果糖を多く含み、食べすぎるとエネルギー過剰に。おなかがいっぱいになるまで食べるのは避け、1点を守りましょう。りんごなら約½個（皮つき130g）、みかんなら2個（180g）、バナナなら1本（95g）が1点の目安です。

この1点＝80kcalは、静かにすわって本を読むなどしているときの約1～2時間のエネルギー消費量とほぼ同じです。感覚的ではありますが、夕方、おなかがすいたときに「これを食べれば、1～2時間がまんできる」程度の量、と思っておくとよいでしょう。

果物1点の目安

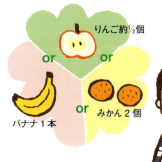

果物1点分で夕食まで1～2時間がまんできるね

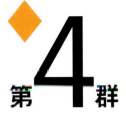

第4群

四群点数法を気軽に活用して **食べ方のヒント**

穀類は摂取量をきちんと把握

　第4群はごはんやパン、めんなどの穀類が中心です。ごはんは50gで1点、食パンは30gで1点、ゆでうどんは75gで1点です。ふだん、めし茶わんに盛りつけているごはんの重量を量ってみてください。150g盛っている人は3点、200gなら4点となります。食事ごとに量るのはたいへんなので、「この茶わんにこの量で○点」と知っておくとよいですね。

　パンは、食パン6枚切り1枚が60gで2点です。1枚食べると2点、2枚食べると4点になります（ただし、ジャムやマーガリンを塗った場合はプラス1点）。

　穀類から1日何点摂取しているかを知っておけば、主食によるエネルギーオーバーを防ぐことができます。なお、穀類には炭水化物だけではなく食物繊維や微量栄養素が豊富に含まれるので、1日最低9点は摂取する必要があります。同じ第4群でも、甘い菓子やアルコールばかりで代用してはいけません。

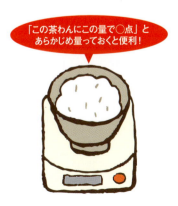

「この茶わんにこの量で○点」とあらかじめ量っておくと便利！

嗜好品は1日2〜3点までに

　菓子、酒、ジュースなどの嗜好品は、1日2〜3点におさえたいものです。ケーキなどの洋菓子は1個約3点、まんじゅうなどの和菓子は1個約2点、ビールやジュースはコップ1杯・日本酒はコップ½杯・ウイスキーはシングル1杯がそれぞれ約1点です。嗜好品は食べないに越したことはありませんが、食べるなら1日2〜3点と決めると、「ジュースはがまんして、お菓子を2点分とろう」とか「おやつをやめて、夜、お酒を2点分とろう」と考えやすくなりますね。

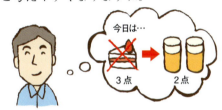

今日は…
3点　　2点

調味料もエネルギー過剰に注意

　調味料の中でも、サラダ油、砂糖、かたくり粉、小麦粉、マヨネーズ、ドレッシングなどはエネルギー過剰になりがちです。油脂を多く使う揚げ物やいため物を焼き物や蒸し物にかえるだけで、軽く1点分のカットが可能になります。

　マヨネーズは大さじ1が1点です。サラダのマヨネーズをノンオイルドレッシングにかえるとマイナス1点に。食材の持ち味を生かし、香味野菜で風味を加えると、さっぱりとおいしく食べられます。

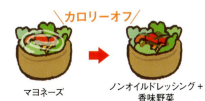

＼カロリーオフ／

マヨネーズ　　ノンオイルドレッシング＋香味野菜

♠ 第1群に もっと くわしくなる ページ

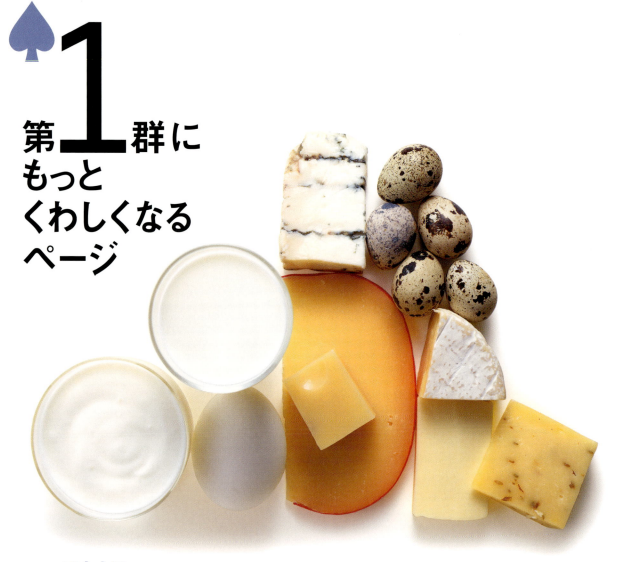

日本人は慢性的なカルシウム不足

　厚生労働省の国民健康・栄養調査では、日本人のカルシウム摂取量は1日500mgで、推奨量の650mgに達していません。年代別でみると若年層――特に、学校を卒業して給食の牛乳を飲まなくなった世代の摂取量が極端に少ないことがわかっています。また、若い女性はダイエットブームから、カルシウムの摂取量はさらに少ないことが指摘されています。無理なダイエットを経験した人は、10歳代でも、70歳代と同程度の骨密度しかない、ともいわれています。

　骨を作るカルシウムは、新しいものにたえず作りかえられています。カルシウムが不足すると子どもは成長が阻害されます。また、中高年になると骨粗鬆症（骨がもろくなり骨折しやすくなる）を引き起こします。成長期はもちろん、骨粗鬆症を防ぐためにも、子どもから高齢者までカルシウムを充分に摂取する必要があります。

　そこで、乳・乳製品は年齢や身体活動レベルにかかわらず、2点は摂取しましょう。また、小学生から高校生までの成長期には0.5～1点分を増やすようにします（59ページ）。

乳・乳製品の
カルシウムは
吸収率が高い

　骨ごと食べられる小魚や野菜などにもカルシウムは多いのですが、なぜ乳・乳製品のカルシウムが注目されるのでしょうか。

　それは、乳・乳製品のカルシウムは体内に吸収されやすい形で存在するからです。乳・乳製品の場合、カルシウムの約50％が体内に吸収されます。ちなみに、小魚や野菜に含まれるカルシウムの吸収率は20〜30％です。また、カルシウムの体内への吸収にはたんぱく質やビタミンDが必要ですが、乳・乳製品にはそれらも含まれていて、吸収率を高めています。

　さらに、乳・乳製品はそのままで飲んだり食べたりできるという利便性もあります。たとえば、牛乳2点分（240g）にはカルシウムが264mg含まれます。これは、成人のカルシウムの推奨量（1日に摂取したい量）の30〜40％に相当します。

乳・乳製品の
脂質が
気になるときは……

　中年期以降は生活習慣病を予防するためにも、肥満にならないことがポイントです。牛乳には脂質が1点（120g）あたり4.6g含まれます。

　乳・乳製品の脂質が気になる人は、低脂肪牛乳やスキムミルクを利用するといいでしょう。低脂肪牛乳は1点（170g）あたりの脂質が1.7gで、牛乳の約⅓になります。

1日1個は
卵を
食べよう！

　卵にはさまざまな栄養素がバランスよく含まれるので、1日に1点（1個）は食べたいものです。卵は、魚介や肉に比べてひもちすること、火が通りやすく、あらゆる料理に応用できることなども利点。ゆで卵、卵焼き、茶碗蒸し、手作り菓子など、さまざまな料理に展開できます。

卵には
コレステロールが
多い!?

　卵1点（55g）にはコレステロールが約230mg含まれます。現在の日本人のコレステロール摂取量は1日約300mgです。私たちがふだん摂取しているコレステロールのかなりの部分は卵からの摂取といえましょう。

　しかし、コレステロールは体を作るのに欠かせない成分です。そのため、食べ物から摂取するコレステロールの不足分を、体内で作ることで補っています。体内で作るコレステロールの量は、食べ物からの摂取量が増えればおさえられます。

　健康な人であれば、1日1個程度の卵のコレステロールで体内のコレステロール値が大きく変動することはありません。卵も牛乳と同様に、子どもから高齢者まで1日1個は食べるようにしましょう。

第2群にもっとくわしくなるページ

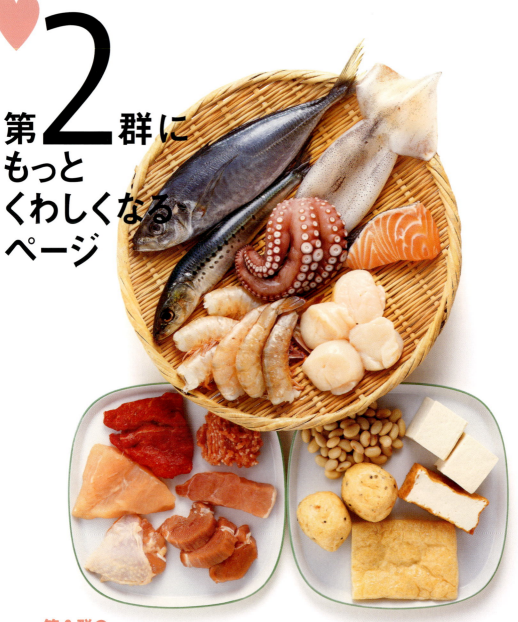

第2群のたんぱく質は質がいい

　魚介と肉のたんぱく質は「良質」です。「良質のたんぱく質」とは、必須アミノ酸を充分に、またバランスよく含むたんぱく質のことです。たんぱく質は20種類のアミノ酸から構成されますが、そのうちの9種類は私たちの体内で作ることができません。この9種類のアミノ酸のことを「必須アミノ酸」といいます。

　体を作るたんぱく質はつねに新しくなっているので、10歳から75歳のいずれの年齢層においても、魚介と肉は1日最低2点を目安に摂取します。また、中学生や高校生、妊婦、授乳婦、身体活動レベルの高い人は、0.5〜2.0点分を増やすようにします（59ページ）。

　ただ、魚介や肉の中でも、干物やみそ漬け、魚卵、練り製品、ハムやソーセージなどの加工品には塩分が多く含まれます。塩分のとりすぎは血圧を高めるので、食べすぎないようにしましょう。

魚介と肉のA、B、C

　魚介と肉は、その種類や部位によってたんぱく質の量が大きく違います。

　たとえば、豚ヒレ肉は1点あたりのたんぱく質が約14gなのに対して、豚バラ肉は約3gです。マグロの赤身は1点あたりのたんぱく質は約19gですが、マグロのとろは約5gです。

　そこで魚介と肉は、1点あたりのたんぱく質の量によってA、B、Cの3つのグループに分類します。Aグループは「たんぱく質が多くて脂質は少ない」もの、Cグループは「たんぱく質が少なくて脂質は多い」ものです。また、CグループはAグループに比べてエネルギーが高く、1点あたりの重量は低いことが特徴です。

　A、B、C各グループには、それぞれ以下の食品が分類されます。
- **Aグループ**（1点あたりのたんぱく質が14g以上）
マグロ赤身、カレイ、ワカサギ、ホタテ貝、スルメイカ、アサリ、豚ヒレ肉、鶏ささ身ほか。
- **Bグループ**（1点あたりのたんぱく質が10g以上14g未満）
アジ、メカジキ、マダイ、牛レバー、豚レバー、鶏レバーほか。
- **Cグループ**（1点あたりのたんぱく質が10g未満）
サンマ、サバ、イワシ、サワラ、カキ、牛バラ肉、牛サーロイン、豚もも肉、豚ロース、鶏胸肉、鶏もも肉ほか。

コレステロール値を上げる原因は？

　「肉は脂質が多くてコレステロールが高くなる」と、特に中高年は敬遠しがちのようですが、肉がコレステロール値を上げる作用はそれほど強くはないことが近ごろわかりました。肉は良質なたんぱく質やビタミンB₁の重要な供給源なので、中高年の人も適量を食べたいものです。

　それでも脂質が気になる人は、AまたはBグループのものを選ぶといいでしょう。同じ1点分でもCグループのものに比べて重量が多いので、満足感もあります。肉とほかの食品をじょうずに組み合わせ、食事全体のエネルギー量をおさえることがたいせつです。

魚のよさを高めた"油"

　魚に含まれる油——ＥＰＡ（エイコサペンタエン酸）やＤＨＡ（ドコサヘキサエン酸）は、血液中の脂質を減らして脳梗塞や心筋梗塞を防ぐとして注目されています。それらの油は、ヒラメやスズキ、マグロ、サケ、イワシ、サバ、サンマなどに多く含まれます。

　魚介はＥＰＡやＤＨＡ以外にも、ビタミンＤの供給源にもなります。肉に偏ることなく、魚介と肉は半々くらいの割合でとるとよいでしょう。若年層は魚離れが増えていますが、1日1回は魚料理を食べたいものです。

豆はすごい食品

　植物性の食品に含まれるたんぱく質は一般的に量が少なく、その質もあまりよくないのですが、豆・豆製品はその例外です。枝豆は若い大豆ですが、第3群に属します。

　豆・豆製品にはミネラルやビタミン類も多く含まれるので、1日1点はかならず摂取しましょう。また、中学生や高校生、妊婦、授乳婦、身体活動レベルの高い人は0.5～1点分を増やします（59ページ）。

　豆の中でも、大豆のたんぱく質や脂質は血液中のコレステロール値を下げる作用があるといわれます。また、大豆に含まれるオリゴ糖は大腸内でビフィズス菌を増やし、腸の働きをよくします。さらに、大豆に含まれるイソフラボン（植物に含まれる色素成分フラボノイドの一種）は女性ホルモンと構造が似ているので、更年期障害を軽くするなどの作用も期待できます。

♣ 第3群にもっとくわしくなるページ

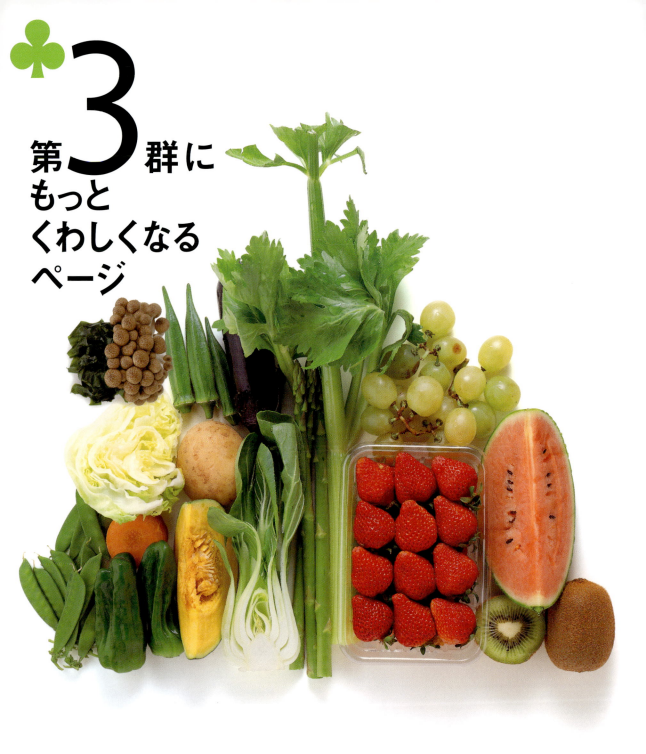

1日3食、野菜を食べよう

　野菜は1日の摂取量である350gを1点とします。毎食欠かさずに少しずつ食べることが、無理なくおいしく350gをクリアするコツです。特に、妊婦や授乳婦は貧血を防ぐためにも、鉄が豊富な海藻などを増やして、1日350g以上を摂取するようにしましょう。

　ただ、野菜の中でも、漬け物だけは要注意。貯蔵性を高めるために塩分が高くなっているからです。塩分が高いと血圧に悪影響を及ぼすので、食べすぎないように注意しましょう。

緑黄色野菜とは？
淡色野菜とは？

　野菜は1日350gのうち、緑黄色野菜を⅓の120g以上としています。緑黄色野菜はカロテンだけではなく、ほかのミネラルやビタミン類をも多く含むからです。

　緑黄色野菜とは、可食部100gあたりのカロテンの含有量が600μg以上の野菜と、それ以下でも食べる回数や量が多くてカロテンの供給源として期待できる野菜（トマトやピーマンなど）のことです。それ以外の野菜は淡色野菜です。

　淡色野菜はビタミンCや食物繊維の宝庫です。食物繊維は大腸内の有害な菌の増殖をおさえ、一方で乳酸菌やビフィズス菌などの有用菌を増やします。これらの有用菌は腸の運動を促して便秘を予防するほか、大腸がんを防ぐなどの働きがあります。

　ところで、野菜のかわりに市販の野菜ジュースをとる人も多く見かけますが、これでは食物繊維やビタミンCなどを充分に摂取することができません。野菜ジュースを忙しいときなどに利用するのはいいでしょう。しかしそれらの多くは、味をよくするために食塩を加えていたり、果物で甘味を補っていたりするものもあります。気づかないうちに食塩や糖分のとりすぎにならないようにしましょう。

　また、野菜のしゃきしゃきとした歯ごたえは、野菜ジュースでは代用することはできません。その点からも、野菜をしっかりとることが肝要です。

きのこや海藻は
野菜に似ている

　きのこや海藻には食物繊維が多く、腸の調子をととのえて大腸がんを予防したり、血糖値を下げたりする作用があります。低エネルギー食品でもあるので、ダイエットにもじょうずに利用したいものです。

　また、きのこにはビタミンB₁やビタミンB₂、ビタミンD（カルシウムの吸収を高める）が多く、海藻にはカルシウムや鉄、カロテンが多いなどの特徴もあります。きのこや海藻は、1日に合わせて30〜40gを摂取したいものです。

加熱しても
こわれにくい
芋のビタミンC

　芋はビタミンCの供給源です。たとえば、じゃが芋1点（110g）のビタミンCは約39mg。その含有量は野菜や果物に比べると少ないのですが、じゃが芋は調理によるビタミンCの損失が少ないという利点があります。

　芋はまた、保存ができることも利点です。1日1点をとるようにしましょう。

果物は1日1点を守って

　果物にはビタミンCや食物繊維が豊富です。いずれの年代においても、1日1点を摂取するようにします。

　果物に含まれる果糖は、肥満や糖尿病、脂質異常症の原因になるといわれます。しかしこれまでの研究から、1日1点の摂取量では特に問題がないことが明らかになりました。肥満や糖尿病が心配な人も、1日1点を守れば安心して食べることができます。

第4群にもっとくわしくなるページ

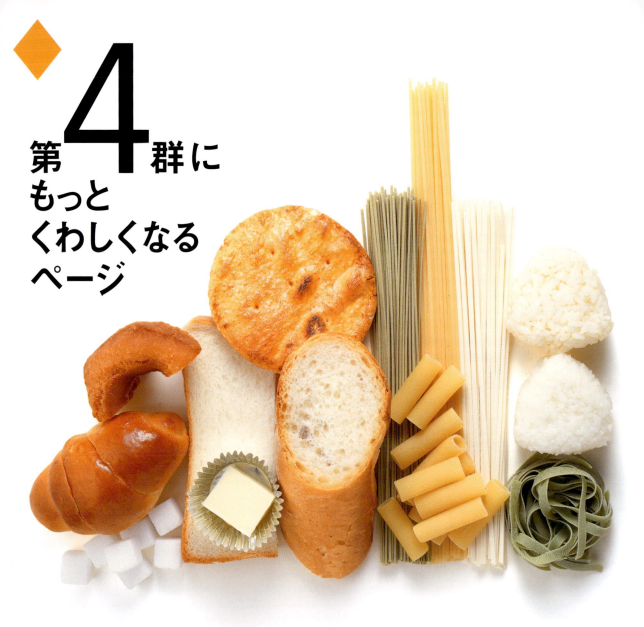

穀類で1日の点数をプラス、マイナス

　米などの穀類に多く含まれるでんぷんは消化吸収がゆっくりなので、血糖値の急激な上昇を防いで肥満や糖尿病を予防します。また、穀類はエネルギー源としてだけではなく、ミネラルやビタミン類、食物繊維などの供給源です。穀類を主食とした日本の食文化をたいせつにしたいものです。

　1日20点（1600kcal）の食事では、穀類は9点です。しかし、成長期の子どもや体の大きな人、活動量の多い人などはもっと多くのエネルギーが必要になります。その場合、その人の1日に必要なエネルギー量に合わせて、おもに穀類の点数を増やすようにします。1日のエネルギー量（点数）の40～50％を目安に、穀類から摂取するエネルギー量（点数）を設定します。たとえば、1日25点の人の場合、25×0.4＝10、25×0.5＝12.5となり、穀類の摂取量は10～12.5点となります。

　一方、幼児や活動量の低い人、減量をしている人などは穀類の摂取量は9点以下となります。その場合も、穀類から摂取するエネルギー量（点数）は、1日のエネルギー量（点数）の40～50％を目安にします。

米は
胚芽精米が
おすすめ

米は、精製の度合いによって栄養価が違います。

たとえば、精白米は外皮やぬかといっしょに栄養価の高い胚芽をも除いてしまいます。一方、胚芽精米は、胚芽部分は残して外皮やぬかを除いてあります。胚芽にはビタミンE（老化を予防する作用がある）が豊富で、精白米に比べてビタミンB_1やビタミンB_6（アミノ酸の代謝に関与する）は約4倍、カリウムや鉄などのミネラルは約2倍含みます。食味や消化吸収が精白米とかわらないという利点もあります。

玄米も胚芽精米と同様にミネラルやビタミン類を豊富に含みますが、食べやすさからいうと、胚芽精米のほうが無理なくとり入れることができます。

砂糖の0.5点は
「これ以上は
とらないほうがよい量」

砂糖の摂取量は1日0.5点。砂糖もエネルギー源としての役割がおもですが、ほかの栄養素をほとんど含みません。とりすぎはエネルギーオーバーにつながります。

ただし、料理をおいしく味つけするために必要な調味料であることを考慮して、第4群に入れています。この0.5点は「とらなければいけない量」ではなく、むしろ「これ以上はとらないほうがよい量」として考えましょう。

油は
増やしすぎず、
減らしすぎず

油脂も砂糖と同様に、おもにエネルギー源になる食品です。また、砂糖は1gあたり4kcalなのに対して、油脂は1gあたり約9kcalと高エネルギーです。

油脂も調理のうえでは必要な食品なので、第4群です。1日1.5点を上限にします。ただ、油にはリノール酸やα－リノレン酸などの必須脂肪酸（体内では作ることができない脂肪酸）が含まれますし、便秘の解消などにも油はたいせつなので、「高エネルギーだから」と必要以上に控えることがないようにしましょう。

菓子やアルコール飲料を
とりたいときは……

菓子やアルコール飲料、ジュースなどは、生活にうるおいを与えてくれる「嗜好品」です。しかし、菓子などに含まれる砂糖や油脂は、とりすぎると肥満や糖尿病、脂質異常症の原因となります。また、アルコール飲料にはストレスを解消する効果がありますが、栄養的にはエネルギー源としての働きがほとんどです。

そのため、いずれもとり方には注意が必要です。3度の食事がおろそかになったり、自分に適したエネルギー量をオーバーしたりしないようにしましょう。とるならば第1群から第3群までの「3、3、3」の食事を守ったうえで、嗜好品を第4群の食品と置き換えます。1日当たりの摂取量は2〜3点までにしましょう。おおよそ、ドーナツ1個、アップルパイ1切れ、蒸しまんじゅう1個、缶ビール中1本（500ml）、日本酒1合、水割り1杯程度が2〜2.5点です。1日の適正なエネルギーが3、3、3、11の人は、嗜好品を食べた日は第4群の11点を9点にします。

4つの食品群の栄養価

四群点数法に沿った食事で、
どのような栄養素がどれくらいとれるかを、
データで示します。

1 食品群別摂取量の目安 1日20点（1600kcal）の場合

食品群		重量	エネルギー	たんぱく質	脂質	炭水化物	食物繊維総量	ナトリウム	カリウム	カルシウム	リン	鉄	亜鉛	レチノール活性当量	D	B₁	B₂	C
		g	kcal	g	g	g	g	mg	mg	mg	mg	mg	mg	µg	µg	mg	mg	mg
第1群	乳・乳製品	250	169	10.7	8.1	13.1	0	210	413	348	289	0.1	1.3	77	0.3	0.10	0.43	2
	卵	50	76	6.1	5.2	0.2	0	72	65	25	90	0.9	0.7	75	0.9	0.03	0.21	0
第2群	魚介	50	79	10.5	3.5	0.6	0	181	168	33	130	0.6	0.6	43	5.1	0.06	0.10	1
	肉	50	88	9.7	4.9	0.2	0	90	158	4	102	0.5	1.0	175	0.1	0.23	0.13	4
	豆・豆製品	80	87	7.0	5.0	3.6	1.5	25	206	69	101	1.3	0.7	0	0	0.06	0.10	0
第3群	緑黄色野菜	120	34	1.9	0.3	7.4	2.8	16	425	53	47	1.0	0.4	297	0	0.09	0.12	43
	淡色野菜	230	62	3.3	0.5	14.4	5.2	197	606	74	90	1.1	0.6	39	0.2	0.12	0.12	34
	芋	100	82	1.5	0.1	19.3	2.2	4	447	14	41	0.5	0.2	0	0	0.09	0.03	26
	果物	200	116	1.4	0.7	29.5	2.6	2	412	23	39	0.4	0.2	36	0	0.05	0.05	50
第4群	穀類	210	673	15.7	5.5	136.2	3.7	434	294	32	258	1.8	2.5	1	0	0.36	0.08	0
	油脂	15	116	0	12.5	0.2	0	54	2	1	3	0	0	10	0	0	0	0
	砂糖	10	34	0	0	8.7	0	0	3	1	0	0	0	0	0	0	0	0
合計			1615	68.0	46.2	233.5	18.2	1285	3199	676	1191	8.2	8.3	754	6.7	1.23	1.37	161

・計算には「日本食品標準成分表2015年版（七訂）」を用いた。各栄養価の合計の多少の相違は端数処理によるものである。
・20点（1600kcal）は、「18〜29歳女性・身体活動レベルI」の推定エネルギー必要量（1700kcal）の約94%、「30〜49歳女性・身体活動レベルI」の推定エネルギー必要量（1750kcal）の約91%に相当。

2 食品群別摂取量算定の基礎となる食品の内訳

♠ 第1群　割合(%)

乳・乳製品	普通牛乳	39
	ヨーグルト	34
	加工乳低脂肪	20
	チーズ	4
	その他の乳・乳製品	3
	計	100
卵	卵	99
	卵加工	1
	計	100

♥ 第2群　割合(%)

魚介・肉	魚介*	50
	肉**	50
	計	100
*魚介の内訳	鮮魚魚介	77
	魚	61
	貝その他の魚介	16
	加工魚介	23
	塩干・缶詰他	15
	練り製品・魚卵	8
	計	100
**肉の内訳	豚肉（副生物含む）	40
	鶏肉（副生物含む）	35
	牛肉	11
	加工肉	14
	計	100
豆・豆製品	豆腐・油揚げ類	63
	納豆類	17
	その他の大豆加工品	19
	その他の豆・豆製品	1
	計	100

♣ 第3群　割合(%)

緑黄色野菜	トマト	27
	にんじん	16
	ほうれん草	13
	その他	44
	計	100
淡色野菜	淡色野菜	80
	玉ねぎ	15
	キャベツ	13
	大根	10
	きゅうり	9
	レタス	6
	白菜	5
	その他	22
	きのこ類	8
	海藻類	3
	加工野菜(漬物・缶詰・乾燥)	9
	計	100
芋	じゃが芋	57
	さつま芋	16
	里芋	11
	山の芋	8
	芋加工品	8
	計	100
果物	柑橘類	25
	りんご	22
	バナナ	18
	キウイフルーツ	8
	いちご	5
	すいか	5
	その他	17
	計	100

♦ 第4群　割合(%)

穀類	米・米製品	55
	パン類	21
	めん類	19
	その他	5
	計	100
油脂	植物油脂類	57
	ドレッシング類	26
	動物油脂類（バター等）	9
	その他	8
	計	100
砂糖	砂糖	63
	ジャム類	20
	その他	17
	計	100

・女子栄養大学 生涯学習センター 社会通信教育「栄養と料理」一般講座受講生の食事記録データをもとに作成。
・食事記録データの対象集団（約800名）は、おもに関東圏在住、女性、年齢20〜60歳代（平均年齢45歳）、身体活動レベルII（平均身体活動レベル1.73）。対象集団が異なる場合、食品の内訳も変わる。

四群点数法 Q&A

四群点数法に関する「よくある質問」にお答えします。

Q1
レトルトやコンビニ弁当などの市販の食品は第何群ですか?

A1

シチューやミートソースなどの缶詰め、レトルト食品、ハンバーグやコロッケなどの冷凍食品は、製品によって具の量はさまざまです。たとえばレトルトのカレーは、手作りに比べると肉や野菜の量が少なかったり、どのくらいの量が入っているのかがはっきりしなかったりします。そこで、缶詰めやレトルト、冷凍食品はミネラルやビタミン類などの供給源としてよりも、エネルギー源としての役割がおもと考え、四群点数法では基本的に第4群に分類します。

一方、市販の弁当や総菜などのように、使われている食品がはっきりしている場合には、それぞれの食品を4つの食品群に分けて計算することができます。しかし、これらも揚げ物やいため物が多く、油脂の摂取量がどうしても多くなりがちです。市販の弁当や総菜の利用は1日1食にとどめ、不足あるいは過剰分については家庭の食事で調節するようにしましょう。

Q2
食塩相当量の摂取目標量をクリアするのがたいへん。どうしたらいいでしょうか。

A2

「食事摂取基準2020年版」では、高血圧予防の観点から、食塩相当量の摂取目標量は18歳以上の男性で1日あたり7.5g未満、女性は6.5g未満となりました。これは、日本を始め各国のガイドラインを考慮したり、WHOが推奨する値と平成28年国民健康・栄養調査における摂取量から実施可能性を考慮したりして設定されました。

ただちにこの数値を目指すのではなく、少しずつ近づけるよう、努力するとよいでしょう。外食をする日の朝食は食塩の摂取量を控えるなど1日3食、または2〜3日の中で調整をしましょう。主食はパンよりもごはんのほうが、食塩相当量が0gなのでおすすめします。また、一般的に和食よりも、油脂を多く使う洋食のほうがうす味ですので、和洋折の食卓にする、和風献立はだしをきかせてうす味にするなどのくふうをするとよいでしょう。

Q3

天ぷらやフライなどの場合、
揚げ油をどのくらい
含んだかがわかりません。
揚げ油の点数を
何点くらいに
見積もればいいのでしょうか。

A3

　揚げ物にどの程度の油が吸収されたかは、確かにわかりにくいものです。なぜなら、食品の種類や切り方、衣のつけ方などによって、吸収される油の量（吸油量）は大きく変わるからです。

　吸油量は、衣をつける前の食品の正味重量に対して、どのくらい油が吸収されたかを示す値です。おおよそですが、素揚げの場合は3〜8％、から揚げは6〜8％、天ぷらは15〜25％、フライは10〜20％です。たとえば90gのエビをフライにした場合、吸油量が10％として、90×0.1＝9g（約1点）となります。

　吸油量はあくまでも目安です。衣が多くついているものや、食品が細かく切れていて表面積が大きくなっているものほど吸油量は多くなります。

Q4

毎日決まったパターンで
食事をとることができません。
多くとりすぎたり
少なくなったりしてしまいます。
どうしたらいいでしょうか。

A4

　さまざまに変化する日常生活の中で、毎日決まったパターンで食事をとることがなかなかできないのは当然のことでしょう。たとえば、フランス料理のフルコースを食べれば、1食で1日分のエネルギー量になってしまいます。また、忙しさなどから食事を1食抜いてしまうなど、エネルギー不足になる日もあることでしょう。

　エネルギーが、オーバーあるいは不足になってしまった場合は、1週間くらいの期間で調整するようにします。1週間あるいは1か月間を平均したときに、目標とする点数が維持されればよいでしょう。

Q5

調味料や香辛料などは
点数計算をしなくて
いいのですか？

A5

　しょうゆ、みそ、ソース、トマトケチャップ、酢、酒、風味調味料、こしょうなど1回あたりの使用量が少ない場合は、計算する必要はありません。

　ただ、使用量が多くなりがちなジャム（1点30g）やはちみつ（1点27g）は点数を計算し、砂糖としてカウントします。また、マヨネーズ（1点12g）、フレンチドレッシング（1点20g）は油脂として点数をカウントします。

Q6

四群点数法では砂糖0.5点
となっていますが、
甘い菓子や嗜好飲料などの
糖分はこれに
含まれるのでしょうか。

A6

　原則として、菓子や嗜好飲料から摂取する砂糖は、点数にカウントしなければなりません。しかし、手作り菓子ならば砂糖の量を把握することは簡単ですが、市販の菓子や嗜好飲料に含まれる砂糖の量を知るのはむずかしいことです。

　そこで、これらの食品の場合には、菓子あるいは嗜好飲料そのものから摂取するエネルギーをトータルで計算し、1日に摂取するエネルギー（点数）におさまるように摂取量を調整します。

　ただ、菓子や嗜好飲料はそれだけで1日分の砂糖(0.5点)を摂取してしまう場合があります。そこで、菓子や嗜好飲料を摂取した日は、調理に使う砂糖の量をできるだけ減らすといいでしょう。また、甘い食べ物や飲み物は毎日摂取しない（せめて1日おきにする）ようにしましょう。

Q7

芋を毎日1点分とるのが
たいへんです。
毎日食べなくてはいけませんか?

A7

芋に含まれるビタミンCは加熱調理による損失が小さく、食物繊維が多いので、それらの供給源である第3群に入れ、あえて1点分を配分して毎日とるようにすすめています。

芋の多くは糖質が主成分ででんぷんが多く、加熱しなければ消化ができないので、蒸す、煮る、揚げるなどの加熱調理が必要になります。しかし、芋でなにか一品作ろうと構えず、煮込み料理に加えたり、細切りにしてほかの材料といため合わせるなど、うまく組み合わせれば意外に簡単に1点分をとることができます。時間のないときは下ごしらえずみの里芋や冷凍ポテト、マッシュポテトなどを利用するとよいでしょう。また、山芋は生でも食べることができるので手軽です。

Q8

やせたいので、
ごはんなど穀類をとらなくても
よいでしょうか。

A8

穀類は太ると思っている人が多いようですが、体にあまった脂肪を燃焼させるには、まず炭水化物が燃焼しなければなりません。炭水化物が燃焼しなければ、脂肪は不完全燃焼し、血液を酸性化する物質が生成したり、体のたんぱく質が分解されてしまうのです。そのため、炭水化物の供給源として穀類をとることは、ダイエットには必要なのです。また、穀類に含まれるでんぷんは、体内でグルコースになります。脳のエネルギー源として働くのはグルコースなので、脳の活性化にもたいせつなのです。

Q9

日勤と夜勤がある仕事なので、
食事時間が不規則になります。
健康によい食事のとり方を
教えてください。

A9

日勤と夜勤をくり返すシフトワーカーの場合、そのたびごとに体内のリズムが乱れ、体への負担がかかります。深夜は脂肪が最も蓄積しやすい時間帯なので、夜勤中はできるだけ食事を控えます。そして勤務後に朝食をとることで、食事のリズムだけでも生体リズムに合わせることができます。

シフトワーカーの場合も、1日の食事を3回に配分します。エネルギーをとりすぎないよう、第1群から第3群をしっかりととり、第4群は穀類を中心にとりましょう。肥満や冠動脈疾患を予防するために、菓子やアルコールなどの食品や揚げ物などは控えます。たんぱく源の食品は肉に偏らず、魚や大豆・大豆製品を増やしましょう。また、ストレスもたまりやすいので、ビタミンCの豊富な野菜や果物を積極的に摂取するとよいでしょう。

Q10

子どものおやつは、
なにをどのくらい
あげたらよいのでしょうか。

A10

子どものおやつはお菓子と思っている人は多いようですが、おやつは間食、つまり食事の一部として考えましょう。間食の量は、1日の総エネルギー量の10～15%が適当です。たとえば、1日1400kcalをとる子の場合、間食では200kcal程度（2～3点）を目安にします。これは、牛乳1本とクラッカー2～3枚程度です。おやつにはサンドイッチ、おにぎり、果物、乳製品などがよいでしょう。菓子類やジュースなどは、虫歯予防の観点からも"だらだら食べ"は避けて、たまのお楽しみに。

ダイエットしたい人は必読！まずは「本当に減量が必要なのか」をチェックしましょう。

四群点数法で体重コントロール

健康のカギは「適正な体重」

肥満はインスリン（血糖値を下げるホルモン）の効きめを悪くすることから、
糖尿病の最大の原因になります。
さらに、高血圧や脂質異常症、動脈硬化の原因にもなります。
生活習慣病を予防するためには、体重をコントロールすることが重要です。
体重コントロールの基本は、食事と運動です。
食事に関しては、四群点数法で簡単にエネルギーをコントロールすることができます。
「いつまでも美しくありたい」と願う女性のダイエットにも、
四群点数法を利用することで、それが可能になります。

表　目標とするBMIの範囲（18歳以上）

年齢(歳)	目標とするBMI(kg/m²)
18～49	18.5～24.9
50～64	20.0～24.9
65～74	21.5～24.9
75以上	21.5～24.9

望ましい体重を知ろう

では、自分にとって望ましい体重（標準体重）を計算してみましょう。
計算式は次のとおりです。
食事摂取基準では目標とするBMIの範囲を示しています（表）。

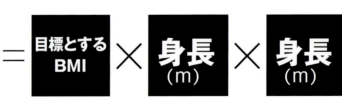

標準体重(kg) ＝ 目標とするBMI × 身長(m) × 身長(m)

たとえば、55歳、身長が160cm（1.6m）のAさんの場合、
目標BMIは20.0～24.9となります。
BMI＝25以上を肥満、BMI＝20.0未満をやせと判定します。
20.0×1.6(m)×1.6(m)＝51.2(kg)、24.9×1.6(m)×1.6(m)＝63.7(kg)
約51～63kgが目標体重になります。

ダイエットは、気長に楽しく

先ほど目標体重を算出したＡさんの体重が、仮に72kgあるとすると、72kg−63kg＝9kg
9kgの減量が必要となります。
しかし、この9kgを短期間で減らすような急激なダイエットは、
体脂肪とともに体内のたんぱく質をも減らしてしまいます。
すると体重が元に戻りやすく（リバウンドといいます）、
リバウンドするときはたんぱく質ではなく体脂肪がつきやすくなってしまいます。
健康的にダイエットするには、1か月に1〜2kg程度の体重減少を目指しましょう。
1か月に1kgずつ減量をすれば、体重を9kg減らすには順調でも約9か月かかります。
えっ、1年近くかかるの？と思わずに、じっくりととり組むことがダイエット成功の秘訣です。

体重を1か月に1kg減らすには……？

1kgの体重（体脂肪）を減らすには、1日あたりどのくらいの
エネルギーを控えればいいのでしょうか。
体脂肪1kgには、約7000kcalのエネルギーが蓄えられています。
7000kcalの体脂肪を1か月間（30日）で減らすには、

$$7000_{kcal} ÷ 30_{日} = 233_{kcal}$$
（体脂肪1kg）

1日あたり233kcal分のエネルギーを減らせばいいことになります。
233kcalは約3点に相当するので、1日に25点（2000kcal）を摂取している人は、
25（点）−3（点）＝22点（1760kcal）
3点分を減らして1日22点（1760kcal）の
エネルギー量にすればよい、ということになります。
ただし、長期にわたるダイエットでは、男性1600kcal、
女性1400kcalを最低ラインとします。
それ以上の低エネルギー食にする場合は、かならず
医師の指示のもとに行ないましょう。

さあダイエットに挑戦!

ダイエット中でも、四群点数法の基本は3、3、3（28ページ）です。
まず、第1群から第3群までをそれぞれ3点とることで、
たんぱく質やミネラル、ビタミン類など、
体を作ったり調節を行なったりする栄養素を確実に摂取します。
そのうえで、第4群で点数の調整をしますが、
エネルギー源となる炭水化物や脂質などを控えることがポイントです。
エネルギーのコントロールを始めたら、毎日決まった時間に体重を測定し、
体重の変動を記録してみましょう。
第4群で3点分減らしてもなかなか体重が落ちない場合は、
さらに1点ずつ減らして様子を見ます。
また、体重が急激に落ちてしまう場合は、
第4群を1点ずつ増やして体重の推移を見ましょう。

監修
香川明夫
女子栄養大学学長

解説
川端輝江
女子栄養大学基礎栄養学研究室教授

献立作成・料理・栄養指導
森野眞由美
(株)バイワネル代表　管理栄養士

デザイン・イラスト／横田洋子
撮影／中村淳
　　　岩本朗 (2～3、10～17、74、76、78、80㌻)
校閲／佐藤美津子　滄流社

バランスのよい食事ガイド
なにをどれだけ食べたらいいの？ 第4版

2005 年 11 月 20 日　初版第 1 刷発行
2010 年 3 月 10 日　初版第 7 刷発行
2012 年 2 月 10 日　第 2 版第 1 刷発行
2015 年 3 月 20 日　第 2 版第 4 刷発行
2016 年 7 月 21 日　第 3 版第 1 刷発行
2020 年 3 月 10 日　第 4 版第 1 刷発行

発行人／香川明夫
発行所／女子栄養大学出版部
　　　　〒 170-8481　東京都豊島区駒込 3-24-3
　　　　電話　03-3918-5411（営業）
　　　　　　　03-3918-5301（編集）
　　　　ホームページ　https://eiyo21.com/
　　　　振替　00160-3-84647
印刷所／凸版印刷株式会社

本書の内容の無断転載・複写を禁じます。乱丁本、落丁本はお取り替えいたします。
また、本書を代行業者等の第三者に依頼して電子複製を行うことは、一切認められておりません。
ISBN978-4-7895-0924-4
©Kagawa Education Institute of Nutrition 2020, Printed in Japan